养生有道——

《老老恒言》中的
长寿之道

胡维勤 ◎主编

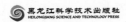
黑龙江科学技术出版社
HEILONGJIANG SCIENCE AND TECHNOLOGY PRESS

图书在版编目（CIP）数据

《老老恒言》中的长寿之道 / 胡维勤主编 . -- 哈尔滨：
黑龙江科学技术出版社，2018.6
（养生有道）
ISBN 978-7-5388-9594-0

Ⅰ . ①老… Ⅱ . ①胡… Ⅲ . ①老年人－养生（中医）
－中国－清代②《老老恒言》－研究 Ⅳ . ① R161.7
② R212

中国版本图书馆 CIP 数据核字 (2018) 第 058621 号

《 老 老 恒 言 》 中 的 长 寿 之 道
《LAOLAO HENGYAN》 ZHONG DE CHANGSHOU ZHI DAO

作　者	胡维勤	
项目总监	薛方闻	
责任编辑	闫海波	
策　划	深圳市金版文化发展股份有限公司	
封面设计	深圳市金版文化发展股份有限公司	
出　版	黑龙江科学技术出版社	
	地址：哈尔滨市南岗区公安街 70-2 号　邮编：150007	
	电话：（0451）53642106　传真：（0451）53642143	
	网址：www.lkcbs.cn	
发　行	全国新华书店	
印　刷	深圳市雅佳图印刷有限公司	
开　本	685 mm × 920 mm　1/16	
印　张	13	
字　数	180 千字	
版　次	2018 年 6 月第 1 版	
印　次	2018 年 6 月第 1 次印刷	
书　号	ISBN 978-7-5388-9594-0	
定　价	39.80 元	

本社常年法律顾问：黑龙江大地律师事务所　计军　张春雨

❀ 原序

孟子曾经说过：在赡养孝敬自己的长辈时，不应忘记其他与自己没有亲缘关系的老人。我早年失去了父母，并没有老人可以赡养孝敬，如今我七十五岁了，才忽然发现自己已经老了，也希望有人能赡养孝敬我。我的嫡孙应谷刚到弱冠之年，还不能赡养我，他也没意识到我已经老了，只有我自己知道自己老了，只能自己养老。养老的方法，没有太多。宋代张耒说过：养生不过是追求安稳快活，也不是什么深远艰难的事，离不开起居饮食。从去年秋冬到今年春天，我一直被小病缠身，不愿也不能多动，这正是衰老的表现。想找到一本指导如何养老的书籍，却找不到能集大家之成者。

休养生息的时候，我十分留意身边的事物，也经常翻阅书籍，但凡涉及养生的，都会思考验证他们的优劣之处，发现其实养生方法就在日常起居这些平凡琐事之中。

《素问》说，使自己的适欲适应世俗社会。这句话是讲养生的方法不在修仙之道灵丹妙药中，注重日常生活，即使不能重返青春，也能自己养老，不求他人赡养。现在随笔记录自己的养生方法，并按类划分，命名为《老老恒言》。其中有的方法容易办到，有的方法不好办到，有的方法虽然好办但不是非办不可，有的方法不好办却一定要办。我把这些方法保留并公之于世，是为了让每个人都能孝敬自己的老人，也让老人在起居饮食各方面都能获得康宁，甚至可以让老人感觉不到自己衰老，而是悠闲自在地在太平盛世中安享天年。如此，我自己这个老人，和别人家的老人都一样成为太平盛世中安乐的长寿之民，这难道不是一大幸事吗？[乾隆三十八年（1773 年），岁在昭阳大荒落之涂月上浣，慈山居士曹庭栋书于观妙楼。]

❀ 金序

　　我家乡的曹慈山先生是个超凡脱俗的人物。曹家从明朝至今，家世和学问都很显赫，长达百年。己未、丙辰，曹氏两次被征召为博学鸿词科。祖父曹尔堪、兄长曹庭枢都接受了朝廷的征召。曹慈山先生也曾被浙江巡抚所拜访，然而先生坚决推辞，故未被征召。先生从小体弱多病，是俗称的童子痨，一辈子没有离开过乡里，因家境殷实，也不为生计所扰。先生性格恬淡，虽博览群书，对经学、史学、辞章以及考据无所不知，但却对文坛中相互攀比之风不屑一顾，因此先生交友不多，名声不显。先生在城中开辟园林，园中池塘馆苑对望，有多株白皮古松，每当有风吹来，就像身处山峦溪谷之中。

　　先生每天都焚香弹琴，情志辽远，寿至九十多岁。年至高龄，侍妾还在身前伺候，不服用药物、不依赖导引，只是顺其自然，因此得以颐养天年。这些方法不违背周程理学，不师法老庄之道，也不涉及佛道之法，卓尔不群，自成一家。他所编辑的《宋百家诗存》，以及各种讲解经典的书籍，都被收录进了《四库全书》中。《老老恒言》卷二中，谈的是他自己的养生方法，注意起居，调理饮食，关注生活琐事，平常简单，易于施行，然而细想，从古到今所有高明的理论，都逃不开这些法则。这本书中引证书籍达数百种，既广博又简要。由于战乱后刻书板被毁，如今重新刊刻发行。曹慈山先生生活在康熙、雍正、乾隆三朝极盛的时代，却以一介平民在山林中隐居避世，感悟天道自然之理，同辈人中沈德潜、袁牧、钱载、梁同书等，虽年龄相仿，但身心的泰然，却远不及先生。三公万户的权势，也改变不了先生的志向。然而若他人是曹先生，也未必能甘心当个无名之辈。这就是先生的过人之处，也是别人无法达到的境界。［同治九年（1870年）八月，同乡后学表从甥金安清谨识于杭州行船途中。］

目录·CONTENTS

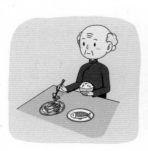
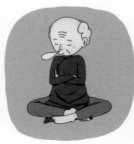
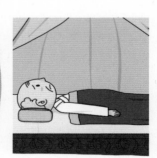

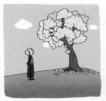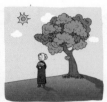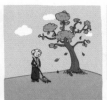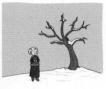

Part 2
"服老"，才能静心养神

Part 3
防疾，全在细微之处

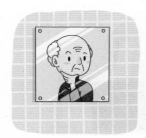
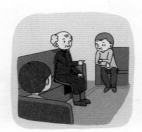
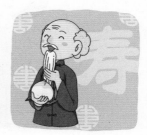

曹庭栋先生的文末叮咛

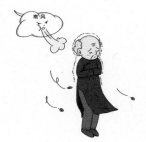
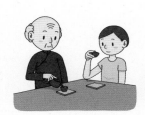
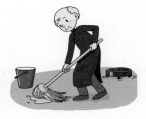

Part 1
养生，
始于生活起居

清代名医张隐庵说：

"起居有常，养其神也，

不妄作劳，养其精也。

夫神气去，形独居，人乃死。

能调养其神气，

故能与形俱存，

而尽终其天年。"

安　寝

❀ 欲安睡，需先静心

> 少寐乃老年大患，《内经》谓"卫气不得入于阴，常留于阳，则阴气虚，故目不瞑"。

睡眠少，是每个老年人的大问题。《黄帝内经》认为：人体的卫气不能按时入于营阴，而是滞留在阳表，就会导致阴气虚弱；阴气虚弱了，人自然不能闭目入睡。医书中记载治疗睡眠的药方有不少，但很少听说是有效的。

北宋哲学家邵雍说，人醒的时候，"神"栖息于眼目；睡眠时，"神"栖息于心。又说："人的'神'是被心所统摄的。"所以入睡的问题，基本上强调"清心"二字。然而心往往是最难把握的。**首先必须做到心态平和，安居静养。**入睡时，将心中一切想法都当作未来的打算，念头一旦出现，就立即除去，这样念头就会越除越少，渐渐就没有了，自然而然就能安睡了。一个人如果成天被各种事物干扰，风风火火，难免会牵肠挂肚而辗转反侧，要想很快安静入睡，肯定是做不到的。

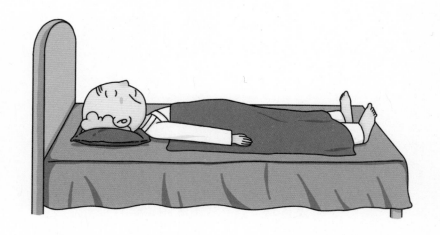

❀ 古有"操""纵" 二法以助入睡

> 惟忘乎寐，则心之或操或纵，皆通睡乡之路。

《南华经》说："入睡，是魂相交而达成的。"养生专家说："先让心睡眠，后让眼睛睡眠。"这些都是空话罢了。笔者以为入睡有"操""纵"两个方法。所谓"操"法，就是集中精力，默数鼻息，同时用目光默视丹田，让自己的精神、注意力集中到某一点上，这样才不会胡思乱想，然后自然就会渐渐进入梦乡；而所谓"纵"法，就是任由自己的思绪漫游于无边无际的想象中，这样也可以进入一种蒙眬的状态，渐渐地入睡。最忌讳的是，**心里急切地想入睡，这样反而会难以入睡**。这是因为醒与睡的交界点，不是人的意想所能控制的。所以最好的方法就是忘了睡眠事情本身，那么不管用"操法"或"纵法"，都可以通向睡乡之路。

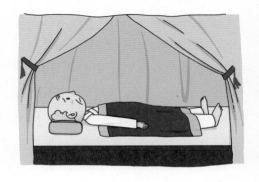

········ 养 生 管 家 板 块 ········

安睡小贴士

1.深呼吸法

（1）平躺在床上，两手自然伸直，放在身体两侧。

（2）闭上眼睛，心静一分钟。

（3）做深呼吸，同时慢举双臂，举过头部，再慢慢放下双臂。

（4）如此反复15~20次。

2.睡前用温热水泡脚

3.睡前喝一小杯牛奶

❀ 睡觉的姿势和头的朝向

> "寝不尸"。谓不仰卧也。
> 凡东西设床者，卧以南首为当。

《论语》说："寝不尸"。其意是，人在睡觉的时候，不要像死尸一样直挺挺脸朝上平躺。传说宋代著名道士陈希夷有安睡的妙诀：如果向左侧睡，就将左腿和左臂弯曲，用左手上托头部，同时，把右腿伸直，将右手放在右大腿上；右侧睡时，则相反。如果按照这种姿势睡觉，似乎比较稳妥舒适，然而也不要过分拘泥，只要不仰卧睡眠就可以了。放翁陆游在《午梦》一诗说："若爱幽窗午梦长，此中与世暂相忘。华山处士如容见，不觅仙方觅睡方。"这真的是快速入眠的好方法吗？

《礼记·玉藻》说："睡觉时，头应该总是朝东方。"意思是人要顺应东方日出的生发之气而卧。《保生心鉴》说："凡是睡眠，春天、夏天头应朝向东睡；而秋天、冬天，头应朝西睡。"笔者认为，睡眠时头的朝向应该保持常规的安定状态，近似于《礼记·玉藻》所说的"恒"。四季更换变化睡姿，反而会导致睡眠不安。《千金药方·道林养性》又说"睡觉头不要朝向北"，说头部朝北睡就可以避开阴气。《云笈七签》说"冬天睡觉，头宜朝北"，又说这样可以承接北方当令的旺盛之气。按《孔子家语》里说："活着的人，头朝南睡；死了的人，头朝北。这样的礼制从上古中古流传下来的。"因此，如果是以东西方向摆放床铺的人，应该调整为南北方向，头朝南睡。

长寿老人这么说

虽然古代反对仰卧，但现代对仰卧是认同和推崇的。不过仰卧时注意把手放在身体两侧，千万不要搭在胸口上，否则会压迫心脏，从而影响呼吸和睡眠质量。

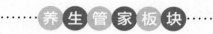

养生管家板块

睡姿小贴士

1.仰卧 ★★★ √

适宜人群：肺气肿患者。

不适宜人群：打鼾者；心脏病、脑血管疾病、呼吸道疾病患者。

优点：对颈椎、脊椎健康有好处；不压迫身体脏腑器官。

缺点：舌根向后坠缩，进而引起呼吸不畅，或出现打鼾。

2.右侧卧 ★★★ √

适宜人群：血液循环差、睡觉怕冷的人。

不适宜人群：食管回流患者。

优点：不会压迫心脏；呼吸通畅；利于胃中食物向十二指肠输送。

缺点：易导致胃酸回流。

3.左侧卧 ★☆☆

不适宜人群：胃病、急性肝病、胆结石患者。

优点：利于放松，消除疲劳。

缺点：压迫心脏和肠胃。

4.俯卧 ★☆☆

不适宜人群：有心血管类疾病的老年人。

优点：让人产生安全。

缺点：压迫心脏和肺部，影响呼吸。

年轻人与老人的安睡大有不同

> 卧即安，醒时亦当转动，使络脉流通。否则半身板重，或腰肋痛，或肢节酸者有之。

睡觉不安稳，则容易反复翻身。即使睡觉安稳，**醒来也应适当转动身体，使经络血脉得以通畅**。否则，容易导致半边身体僵直沉重，或腰部、肋骨部位疼痛，或四肢关节酸麻。**按**：佛家戒律，睡觉只能右侧卧，不可以翻身转动，这种姿势被称为"吉祥睡"。这是告诫世人不能睡得过沉，要能快速醒来，而这与老年的安睡之道则恰恰相反，但较适合年轻人采用。

饭后睡卧需谨慎

> 胃方纳食，脾未及化，或即倦而欲卧，须强耐之。

假如胃刚刚填满食物，脾脏都还没来得及消化，而人已感觉疲倦想睡觉，则必须强行忍耐住这个念头。宋代王逵在其《蠡海集》中说："眼眶属脾，眼睛睁开则眼眶跟着动，这时脾脏也会与其呼应而动。"又说："脾脏闻声而运作，运作所以就消化食物了。"**按**：脾脏和胃，都位于人体中部，而脾脏位于左季肋区胃底与膈之间，连结在胃的左侧，因此右边的胃要靠左边的脾脏之气来正常运作。假若饭后确实想睡觉，那么应该选择右侧卧，以疏通脾脏之气。晋朝李石在《续博物志》说："卧不欲左胁"，即睡觉时不要压迫左侧肋骨部位，其道理也是如此。如果饭后时间已经过了很久，那么左侧卧、右侧卧都可以。

生物学视野

问：为什么饭后最好不要睡觉？

答：因为这时血液主要集中在消化系统，而大脑的血容量减少，血压也随之下降。如在这时睡觉，容易因大脑供血不足而形成血栓。

睡时手脚或伸或缩

> 觉须手足伸舒，睡则不嫌屈缩，《续博物志》云："卧欲足缩是也。至冬夜，愈屈缩则愈冷。"

睡醒时人们会伸长双手、双脚来进行舒展，而睡眠时，人们则往往喜欢蜷曲身体。《续博物志》说："睡觉时，人往往习惯缩脚。但到了冬夜，双脚越缩就会感觉越冷。"《玉洞要略》则说："**伸展双脚而卧，全身都会暖和**。"笔者尝试后极其应验。杨万里在《霰》一诗中说："今宵敢叹卧如弓。"所谓越是蜷缩身体就越觉得冷，不是吗？

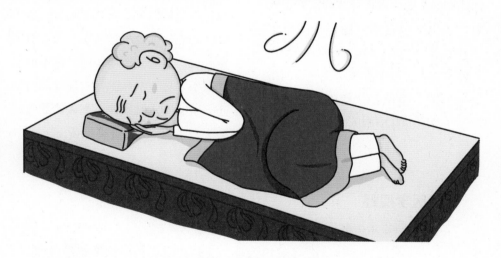

●养生管家板块●

寒冬暖睡的妙法

老年人的血液循环比年轻时期要弱，到了冬天，更需要保证身体的温度。而要想冬夜能迅速入睡，则必须保持手脚暖和。除了使用供暖设备外，可以用以下四个方法来自我供暖：

1.睡前用热水泡手脚，可促进血液循环。

2.穿袜子睡觉。在洗澡或泡脚后，立即擦干，并穿上棉袜以保暖。

3.多吃一些高热量食物，如牛肉、羊肉等，以供身体转化为热量。

4.睡前喝一小杯牛奶。

❀ 为什么睡觉时宜关灯

『　　就寝即灭灯，目不外眩，则神守其舍。』

就寝应该马上熄灯，目光不会受到外物的影响，这样神才会安守于体内，人也比较容易入睡。《云笈七签》中说："晚上睡觉开灯，会使人心神不安。"南宋真德秀的《真西山卫生生歌》也说："睡觉时候不讲话，在昏暗的环境中入睡，自然心神安宁。"不过也有熄灯却睡不着的人，对于这类人，可以选择用一种锡制成的灯龛，半边开小孔来通光线，并把它放置在床帐的后面，这样就不会照到眼睛了。

睡觉时不得大声呼叫。因为睡觉时，人的五脏就像没有悬挂起来的钟磬一样，不可发声运作了。养生专家说，多说话伤气，即使平时也应该少说话，更何况是睡觉时呢？《玉笥要览》说："卧须闭口，则元气不出，邪气不入。"身体保持安静收敛的状态，就会安定健康，否则人的颜面就会失去血色，继而变得枯黄。

现代医学视野

开灯睡觉不但影响人体免疫力，而且容易患癌症。

在夜间，当人体进入睡眠状态时，大脑的松果体分泌大量褪黑激素。褪黑激素的分泌，可以抑制人体交感神经的兴奋性，使得血压下降、心跳速率减慢、心脏得以喘息，使机体的免疫功能得到加强，机体得到恢复，甚至还有毒杀癌细胞的效果。

但是，一旦眼球见到光源，松果体就会抑制褪黑激素的分泌。而夜间起夜频繁，也会影响褪黑激素的分泌，进而间接影响人体免疫功能。这就是为什么夜班工作者免疫功能下降，较易患癌的原因之一。经常值夜班的如空姐、医生、护士等，癌症的发病率比正常人要高出2倍。

古人讲究"卧不覆首"

> 头为诸阳之首。《摄生要论》曰："冬宜冻脑。"又曰："卧不覆首。"

头部是全身阳气最旺盛的地方，是统领全身各种功能的核心部位。

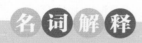

名词解释

诸阳之会

在中医经络说中，头为"诸阳之会"，在人体十二条经脉中，手的三条阳经和足的三条阳经均汇聚于头，所以说头部是人体阳经汇聚的地方，也是人体阳气最旺盛之处。因而，头部也是人体最不怕冻的部位。

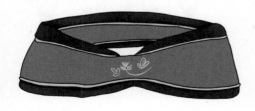

《摄生要论》说："冬宜冻脑。"意思是，冬天可以让头露在外，保持清凉。又说："睡觉时不应该蒙住头。"有制作睡帽的人，把帽顶露空，这就是"冻脑"的意思。如果还是嫌头部太热，可以用轻纱包住额头，就像妇女包头的样式，或狭窄或宽大，可以根据天气的变化来制作，只要合适即可。

生物学视野

蒙头睡觉的坏处！

人体每分每秒都在吸入氧气，呼出二氧化碳，只有血液里吸入了氧气，才能分解进食的营养物质，将营养物质转化为能量，供给各个组织器官。缺少氧气，人体就会发生器质性病变，导致身体虚弱，各部分器官功能弱化，进而产生健康隐患。

蒙头睡觉时，氧气的供应会因为棉被的阻隔而受限，使得呼吸不畅，而且被窝里空气污浊，不仅不卫生，还会影响睡眠质量，第二天起床后会无精打采。

✿ 睡时注意暖腹养肾

> 腹为五脏之总，故腹本喜暖。老人下元虚弱，更宜加意暖之。

腹部是人体五脏汇合之处，因此腹部本身就喜欢暖和。老年人阳气已虚，所以更应该注意腹部保暖。制作一件肚兜：将蕲艾捶软铺匀，用丝绵蒙上，然后再用细针密行缝上，不让它散落成块。这是夜睡时的必需品，在日常生活中也不可以轻易脱掉。也有在肚兜里装入干姜、桂皮和麝香等药物的，可以用来治疗腹部冷痛。唐代段成式在诗里说："见说自能裁袒肚，不知谁更着帩头。"

腹部是不嫌过暖的，因此肚兜外可以再加一条束带以扎紧。《古今注》称这种束带为"腰彩"，有的像妇人的抹胸，二三十厘米宽，用带系上，前面护腹部，两旁护腰，后面护命门，可取的益处有很多，不是只有在睡觉时才需要，平时也可以使用。

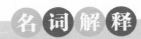

名词解释

命门

命门，在经脉学说中指督脉命门穴。位于腰部，第二腰椎棘突下凹陷中。主治虚损腰痛、遗尿、泄泻、遗精、阳痿、早泄、赤白带下、月经不调、胎屡坠、汗不出等。

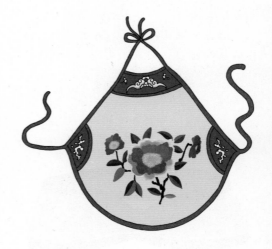

睡眠保暖有讲究

> 解衣而寝，肩与颈被覆难密。颈中央之脉，督脉也，名曰风府，不可受寒。

脱衣睡觉，那么肩膀和脖颈就难被严密遮盖。可以制作类似隋唐半袖上衣的衣服做睡衣，衣服里装一层薄棉絮。衣服的上面可以护住肩膀，衣服长短至腰部，前面从中间分开，像其他衣服一样缝上纽扣。衣服后幅接上一个横条，围在腰间，像带子一样系上，可代替腰束。再在衣服上缀上领子，用以护住脖颈。**颈部中间的经脉属督脉，名称"风府"，这里是不可以受凉的。**领子可为平常领子的一半，遮掩住脖颈后面，但在咽喉的位置是舒展开的，这样就可以一举两得了。穿小袄睡的人，可以做这样一件睡衣加在外面。《说丛》中说："乡里人必有睡衣，有一身半长。"笔者怀疑是取身体长度的一半，作为睡衣长度的标准，就像穿小袄以方便睡觉，道理应该是相通的。

长寿老人这么说

许多老人的肩周炎也与睡眠时肩部受寒有关，所以一定要注意肩膀的保暖。

名词解释

风府

风，是指风邪；府，是指聚会之处。所以"风府"的意思是这个穴位是风邪侵入和汇聚的部位。风府一旦受寒，易引起头痛、眩晕、咽喉肿痛、脑卒中等。

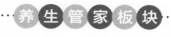

养生管家板块

老人的睡衣这样挑

1.睡衣要能护住肩、颈、腹这些怕寒的部位。

2.睡衣要宽大舒适，衣领部位要适当宽松，不要影响正常呼吸。

3.睡衣以棉质、丝质为佳。这些材质透气性好，吸湿性强，穿着舒适。

晨 兴

❀ 晨醒适宜"赖赖床"

『　　先以卧功，次第行数遍，反侧至再。俟日色到窗，方可徐徐而起。』

老年人往往天没亮就醒了，凡是脏腑有不舒适的地方，骨关节有酸痛的地方，都必然会在这地气生发之时有所察觉。此时不宜马上起床，而是先做卧功（参见《老老恒言卷二·导引·仰卧五法》），按顺序做数遍，然后换个方向再做数遍。等到太阳照到窗户了，才可以慢慢起床。刚起床时，不要立即出到室外，或立即打开窗户。

春天适宜晚睡早起，与之相反则会伤肝；夏天和春天一样，与之相反则会伤心；秋天适宜早睡早起，与之相反则会伤肺；冬天适宜早睡晚起，与之相反则会伤肾。这种说法源于《黄帝内经》，养生专家常常引用这

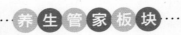

养生管家板块

醒来可以做的两件事

除了《老老恒言》推荐的卧功，睡醒后还可以躺着做两件事以达到养目健齿的作用。

1.醒来后先进行眼部运动。

可促进眼部的血液循环，消除视力疲劳，增强和协调眼肌功能。这不仅具有保健作用，还对白内障、视网膜疾病、视神经疾病、麻痹性斜视等有辅助治疗作用。

2.醒来后还可以叩齿、咽津。

叩齿时要全身放松，口轻闭，然后上下牙齿有节奏地相互轻轻叩击，这对牙齿保健有一定的好处，长期坚持还能使牙齿坚固。

句话作为立论依据。而笔者认为，困时想睡却不睡，醒时想起却不起，勉强去适应四时的作息时间只会感觉身体不适。况且人们日出而作，日落而息，白天运动，夜晚安静，这也是阴阳变化之理，似乎不该以四季做出不同的规定。

生物学视野

问：为什么早上醒来不适宜马上起床？

答：早晨醒来时，身体正处于最脆弱的时候。大脑皮质还处于抑制状态，各项生理功能还都维持着"低速运转"，此时人体新陈代谢降低，心跳减慢，血压下降，呼吸变缓，部分血液郁积于四肢。而各系统从苏醒到恢复至工作状态需要一个过程。如果忽略适应过程，醒后直接起床，有可能导致头晕、恶心、心慌，乃至四肢乏力、反应迟钝等现象。

尤其对老年人而言，机体器官逐渐衰退，血管壁硬化、弹性减弱。从睡眠时卧位变为起床时站位，由静态到动态，血流动力学突然发生改变，其生理功能不能很快调节，会造成血压急剧升高，就容易使老化的血管破裂出血。

此外，早晨起床后血液中的血小板含量比睡觉时增加，血液浓稠，猛然起床会增加发生脑血栓的概率。所以，老年人睡觉醒来后，不宜马上起床、下地行走，而应在床上躺卧片刻，再慢慢穿衣起床，以免血压骤变而发生意外。

❀ 冬日晨起补益脾胃

> 冬月将起时，拥被披衣坐少
顷。先进热饮，如乳酪、莲子
圆、枣汤之属以益脾，或饮醇酒
以鼓舞胃气。

冬天起床时，应该裹着被子、披着衣服在床上坐一会儿。而后，先进热食，如乳酪、莲子圆、枣汤这类食物，用以补益脾脏；也可以喝点醇酒，以鼓动胃气。白居易诗中所说"空腹三杯卯后酒"，就是这个意思。当然，喝多少应该根据自身状况而定。《易经》中《颐卦》的《彖》传说："观颐，是观察其所养之人；而自求口实，则是观察万物如何自我颐养。"

❀ 晨起宜冷水漱口

> 愚谓卧时终宵呼吸，浊气上
腾，满口黏腻，此明证也。故去
浊生清，惟漱为宜。

早上起来漱口，是人们常见的行为。《洞微经》说："清晨口中含有元气，不可以漱口把气吐出，而是应当用口中的津液来漱口，再慢慢地把津液吞下。"不过笔者认为，睡觉时整夜呼吸，浊气上升，满口都是黏腻之物，这是人人都知道的事实。因此**要去浊气，而生清新之气，还是漱口最适宜**。《仲贤余话》说："早晨漱口，不如临睡前漱口。"当然，早晚都漱口，也没什么不可以的。

漱口用温水，只能简单除去牙垢。牙齿的隐患在于容易上火而引发牙病，关于这点有不少擦牙齿的方法，但不是对所有牙病都有效果。只有用冷水漱口，并养成习惯，那么即使在寒冷的冬天，牙齿也不会因为天凉而难受，还可以永久除去牙病。而当牙齿最终脱落时，也不会感到疼痛。刷牙不要用硬毛刷，会伤到牙龈，所以用硬毛刷刷牙是不对的。《抱朴子》说："有一牢固牙齿的方法：每天早上起来，上下牙齿相叩三百下。"

长寿老人这么说

养成每半年去医院检查一次牙齿的习惯也是很重要的。

❀ 晨练要注意避雾

『　　日已出而霜露未，晓气清寒，最易触人。至于雾蒸如烟，犹不可犯。』

太阳虽已升起，但是霜露还未散开，空气中到处弥漫着早晨清寒的气息，此时的寒气是最容易侵入身体的。而大雾蒸腾如烟的时候更不用说了，那是更加不可接触的。《元命包》说："阴阳之气的混乱才产生了雾气。"《尔雅》则说："地气升腾而上，天不能应接而使其滞留，形成了雾。"《礼记·月令》说："仲冬的时候如果出现夏季节令的状况就会大雾弥漫。这虽然不是天地的正气，但人还是会对它有所感知。更有雾气入鼻时带着微臭，就像山中瘴气一样，毒性非常大。"《皇极经世》说："水雾呈黑色，火雾呈红色，土雾呈黄色，石雾呈白色。"

❀ 晨起宜空腹食淡粥

『　　每日空腹，食淡粥一瓯，能推陈致新，生津快胃，所益非细。』

每天晨起后，空腹吃一碗淡粥，能促进体内新陈代谢，生津暖胃，益处良多。但如果当中掺杂了甜或咸的食物，就与寻常饮食无异了，所以不能添加甜或咸的食物。扬雄在《解嘲》中说"大味必淡"，说的也是这个道理。《本草》载有《粥记》，极力夸赞空腹吃粥的妙处。陆游在《食

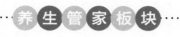

养 生 管 家 板 块

盐不可多也不可少

根据世界卫生组织建议，健康的成人每天摄入食盐的安全量为5～6克，最多不要超过8克。如果口味偏重，则应想办法排盐，如每天多吃一些水果和蔬菜，多喝水，保证每周2次出汗的运动等。

不过，强调饮食清淡并不是说顿顿清淡最好，因为钠也是身体必不可少的元素之一，所以无盐餐也不能吃得太频繁，一周最多2次，否则同样会破坏体内的钠离子平衡，也对身体不利。

粥》诗中说："世人个个学长年，不悟长年在目前。我得宛丘平易法，只将食粥致神仙。"这首诗不仅是陆游对粥美味的赞美，同时也表明食粥可以养生长寿之道。

❀ 晒背养阳更健康

　　脊梁得有微暖，能使遍体和畅。日为太阳之精，其光壮人阳气，极为补益。

　　清晨略进饮食后，如果天气好，

可在南窗之下，背着日光而坐，这也就是《列子》中所讲的"背向太阳也能感受到它的温暖"。当后背被太阳晒得微微暖和起来的时候，全身也会慢慢变得舒服起来。**阳光是太阳的精**

现代医学视野

　　晒太阳的好处有很多！

　　太阳光中包括紫外线、红外线和可见光三部分。其中紫外线是一种藏在阳光中人肉眼看不到的光线，对人体健康有非凡的作用，它不仅能够刺激身体造血功能，帮助身体提高免疫能力，同时还能够改善体内糖的代谢，促进钙、磷代谢和体内维生素D的合成，有效促进血液循环、增进食欲。另外，阳光中的紫外线还可以杀灭空气中的细菌，增强皮肤抵御外来细菌的能力。阳光中的红外线，也是一种不可见的光线，红外线是阳光中的主要光线，在阳光中占的比重高达60%。红外线对人体也有着非同一般的作用，它可以透过皮肤到皮下组织，对人体起到热刺激作用，促使皮下组织血管扩张，加快血液流通，促进体内新陈代谢，并起到消炎镇痛的作用。

华，它可以强壮人的阳气，对人体有极大的补益作用。而午后阴气渐长，阳光的暖意渐渐减弱，这时就不宜再久坐了。

❈ 四季晨起养五脏

> 夏火盛阳，销铄肺阴，先进米饮以润肺；稼穑作甘，土能生金也。

长夏早起，不要马上进食充实胃腑。夏天火旺，容易使肺阴受到消损，应该先进食米汤以润肺。因为土中的养分滋养了谷物，谷物的味道是甘美的，使脾土能生肺金。至于晓气清凉，令人心目舒爽，也只有早起的人才能领略得到。唐代诗人寒山说：

长寿老人这么说

"以肝补肝"是中医的一种做法，现在已经被公认为是有效的补肝途径。动物肝脏还具有明目的效果，可以治疗夜盲症和青盲等。尤其是羊肝，含有丰富的维生素A，补肝效果特别显著。

"早起不在鸡鸣前。"因为寅时，即凌晨3点到5点，是肺经修复和调整的时间，正适合酣睡；到了卯时，即早晨5点到7点，气血进入大肠经，才可以起床。起床后稍稍喝点汤饮，到了辰时，即早晨7点到9点，才可以进食早餐。这一点在四季都是一样的。

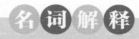

五行和五脏

木、火、土、金、水是指五行的五种变化的物质。而五行是指木、火、土、金、水五种物质的运动变化。木生火，火生土，土生金，金生水，水生木；金克木，木克土，土克水，水克火，火克金。五脏为肺、肝、肾、心、脾，分别对应金、木、水、火、土。故有土生金，脾生肺一说。

❀ 心肝脾肺肾的四季养生

春季养生先养肝

人体的所有器官中，肝脏是新陈代谢最旺盛的，担负着非常重要的作用。人到老年，肝脏也渐渐"硬化"，功能也随之下降许多。春季是肝阳亢盛之时，情绪易急躁，宜心胸开阔，身心和谐。因为心情抑郁会导致肝气郁滞，影响肝的疏泄功能，也使功能紊乱，免疫力下降，容易引发精神病、肝病、心脑血管疾病等。

◆ 调肝两步走！

1.补充肝脏血液，通过养血来实现滋补肝脏的作用。

养血食物：大麦、芝麻、枸杞、桑葚、何首乌、动物肝脏等。

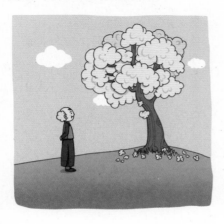

2.适当室外运动。春季空气中负氧离子较多，能增强大脑皮质的工作效率和心肺功能，防止动脉粥样硬化。

夏季养生宜养心

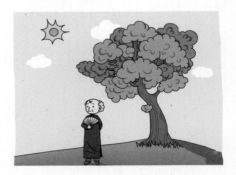

夏天心脏功能活动旺盛，全身血脉运行通畅，面色红润。可是如果心脏有实热，则面色通红、头昏脑涨、口舌生疮，甚则脑血管破裂而致半身不遂、言语不利；心气不足则面色苍白、气短懒言，或言多错忘、手足心发热、心神不定。

所以，夏季是要灭虚火的。不过灭"火"不可一概而论，还需要准确地对症下药。

滋阴降火中药：知柏地黄丸等。

少吃刺激性及难消化的食物，如糯米、面团等。

多吃清淡滋补阴液之品，如龟板胶、六味地黄口服液等。

多吃富含B族维生素、维生素C及铁的食物，如动物肝、蛋黄、西红柿、胡萝卜、红薯、橘子等。

秋季养生当养肺

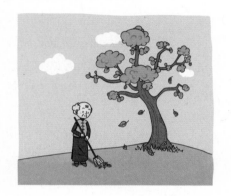

秋季，人们通常会觉得口鼻干燥、渴饮不止、皮肤干燥，甚至大便干结，是为秋燥。秋天肺脏像金属一样开始肃降，人体呼吸畅通，排出浊气、吸入清气，皮肤润泽，毛发光亮。若宣肃不畅，则喘咳气逆、咳吐脓血痰、胸背四肢烦痛；肺气虚则气短、不能调息、鼻干喉嘶、毛发枯槁、皮肤干燥。

◆ 预防秋燥三步走！

1.多喝水，补充足够的水分。

2.多吃水果和蔬菜。两者性寒凉，有生津润燥、清热通便的功效。

3.注意润肺。多吃芝麻、核桃、杏仁等富含油脂的干果，尽量少吃辛辣煎炸的食物。

冬季养生应养肾

冬是肾主令的季节，要顺应肾主闭藏。冬季时节，肾脏功能正常，则可调节机体适应严冬的变化，否则，会使新陈代谢失调而产生疾病。因此，冬季养生要注重"养肾防寒"。

◆ 养肾防寒三步走！

1.坚持适度锻炼，天气好时到室外晒太阳。

2.注意保暖。若使用暖器，注意室温宜在18～20℃，切忌温度过高，以免阳气过盛，使之外泄，致使疾病发生。

3.科学饮食、正确进补。多吃温补阳气的膳食：羊肉、韭菜、木耳。

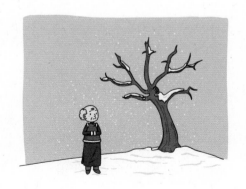

盥 洗

❀ 发常梳，面常洗

『　养生专家曰："发宜多栉，不宜多洗；当风而沐，恐患头风。"』

"盥"，即洗手。洗发，称为"沐"；洗脸，称为"靧"；洗澡，称为"浴"，以上全部统称为"洗"。**养生专家说："头发应该常梳，不适宜**多洗。对着风口洗头，有可能患上头风。"到老年时头发稀疏，似乎也没有必要洗发了。早上起来先洗脸，饭后、午睡后、黄昏后都要洗脸，应该养成这个习惯。人的脸面反映着五脏的情况，频繁洗脸是为了使面色光泽美丽。《太素经》说"手应该经常在脸上"，说的是双手频繁擦脸。以上两者的意思是相同的。

中医学视野

不仅仅是女士，男士也应该常梳头！

人的头部为"诸阳之会"。在头部发际线附近，循行有督脉、膀胱经、胆经、胃经、三焦经、四神聪、头维、上星、风驰、翳风和哑门等穴。中医理论认为，如果能以梳子代替银针，对头部穴位和经脉进行具有"针灸"作用的按摩和刺激，将会起到疏通经络、促进周身血液循环、调节神经功能、消除劳累和疲倦，以及清心明目、醒脑提神的功效，甚至还会收到意想不到的其他保健效果。

据《针灸甲乙经》《灵枢·热病》《素问·气穴论》等中药医学文献介绍：如果长期按摩和刺激百会、风驰、哑门诸穴，可以预防并治疗脑卒中、耳鸣、头痛、头晕、项背扭伤、鼻渊、神经衰弱、癫狂、失声聋哑、性功能减退，以及其他疑难杂症，并有延年益寿之效。由此看来，梳头的确可以起到一种特殊的按摩保健作用。

❀ 温水洗脸行血气

『 　洗面水不嫌过热，热则能行血气，冷则气滞，令人面无光泽。 』

　　冬天手冰冷，用热水洗手，可以保持手一段时间的暖和，胜过在火炉边取暖。《礼记·玉藻》说"每天要洗手五次"，意思是说不要嫌洗手频繁。又有《礼记·内则》说："每三天洗一次头，脸上有灰尘，就用温热的淘米水洗脸，脚上有污垢，就用热水洗脚。"

　　洗脸水不嫌热，热水能够让气血通畅，而冷水则会使气血凝滞不畅，使人脸面失去光泽。夏天井里的水比较寒凉，即便是洗手也会因水凉而打寒战。这种寒气是可以入骨的，因此不宜用这种水来洗脸。《礼记·玉藻》说："用淘米水洗发，用淘高粱的水洗脸。"淘米水和淘高粱的水都是泔水，而泔水能去除污垢。能去除污垢的东西很多，古人之所以选中泔水，是因为它既能去垢，还不乏精气，比较之下，自然胜过其他东西。

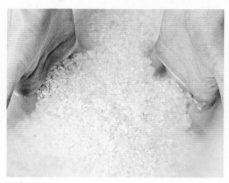

⸺ 养生管家板块 ⸺

淘米水要这么用

早晚都用淘米水洗脸，皮肤会变得白皙嫩滑。

适宜皮肤类型：混合性皮肤或油性皮肤。

第一次淘米的水中杂质较多，不适合用来洗脸，只有第二次淘米的水才可以。每天淘米后，倒出第二次淘米的水，让它慢慢澄清，然后再将上面的清水部分倒出来，这部分"清水"便是洗脸水。

1.洗脸时，将淘米水涂在脸上，按摩20分钟。

2.然后用3倍的清水洗净即可。

🌸 频繁洗澡易损寿

> 浴必开发毛孔，遍及于体，如屡屡开发之，令人耗真气。

人在沐浴时，身体受热，全身所有的毛孔都张开，令人损耗真气。有人说："多梳头发，少洗澡。"即使在盛夏，也应该隔三四天，才可以洗澡。洗澡后阳气升腾至头面部，这时必须洗脸，让阳气得以宣畅。之后进食少许，再睡一会儿。洗澡的时候容易被风邪侵体，所以洗澡必须在透气但不过风的房间中。

《礼记·内则》说："人应该每隔五天用温水洗浴一次。"因为洗澡水不能太热，温凉要适体，所以还是温水好。有时洗澡时间长了水冷了，可以另用大壶装着热水，放在浴盆旁边，慢慢添加进来，使全身感到舒畅再停止加水。《云笈七签》说："晚上睡觉时，应该常用双手擦摩身体，称为'干浴'。"

长寿老人这么说

人到老年皮肤油脂分泌会大大减少，所以皮肤略显干燥，洗澡次数过多会加重皮肤干燥瘙痒的情况。平常可以通过涂抹护肤品来缓解皮肤干燥情况。

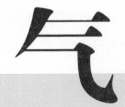

中医学视野

中医理论认为，人体之所以能够保持活力，是因为体内不同的"气"在维持着身体各个器官的运作和功能。如果体内的"气"运行得通畅，那么人的身体自然就会健康，不易生病；而如果体内的"气"运行得不顺畅，人体各部分器官的功能发挥就会受阻，身体就会受到影响，表现出疾病的症状。同时，中医理论还认为虽然人体的健康受到"气"的控制，但运动、压力、光线等外在的因素却可以影响体内"气"的运行，沐浴也是如此。

❀ 空腹洗澡伤元气

『 《四时调摄论》曰："饥忌浴。"谓腹虚不可复令耗气耳。 』

《四时调摄论》说："饥饿的时候不应该洗澡。"因为此时胃中空虚，不能再洗澡从而消耗元气。又说"用枸杞煎汤洗浴，可使人不病不老。"虽然没有明显疗效，但也不会对身体造成伤害。还有一种五枝汤，是用桃枝、柳枝之类煎汤洗浴，它可使人发汗，但汗出多了也会损耗人的精血。但下肢长年不出汗、腿脚寒凉的人用其洗脚，则大有好处的。

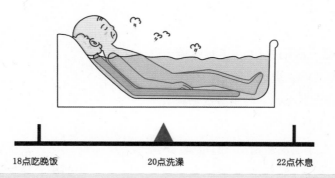

18点吃晚饭　　　　　20点洗澡　　　　　22点休息

生物学视野

空腹时和饱食后都不宜洗澡！

由于洗澡时，全身皮肤在热水的刺激下扩张，血脉运行加快，较多的血液都流向了体表，而腹中空空，容易引起腹中血糖过低，导致虚脱或者昏倒。尤其对老年人来说，本来身体就相对虚弱，如果此时再空腹洗澡，则会过度耗气，不利于身体健康。

其实，不仅饥饿的时候不能洗澡，饱食之后也不应立即洗澡。饱食之后，身体血液都集中在消化系统，此时洗澡，强迫扩张体表下血管，刺激体表血液流通，使大量血液流向体表，降低腹腔血液供应，会影响食物的消化吸收。

饮 食

❀ 五味多食易伤五脏

> 无论四时，五味不可偏多。
> 《抱朴子》曰："酸多伤脾，苦
> 多伤肺，辛多伤肝，咸多伤心，
> 甘多伤肾。"

《礼记·内则》说："五味调和，春天多吃酸，夏天多吃苦，秋天多吃辣，冬天多吃咸，再用滑甘来调和四季。"根据五行学说，酸、苦、甘、辛、咸分别对应肝、心、脾、肺、肾，其五行对应的是木、火、土、金、水。在每个季节多一点当时的味道，可以顺应天时的变化，养心气。至于四季都要用滑甘来调和，就是因为甘属土，对脾有益处。但是唐代名医孙思邈认为："春天是要少吃酸，多吃点甜；夏天少吃苦，多吃点辣；秋天少吃辣，多吃点酸；冬天就少吃咸，多吃点苦。四季就是要少甜增咸。"《礼记》的重点在于迎合季节的变化，强化身体在不同季节的旺盛部分。而孙思邈的意思是要在每个

季节滋补身体最虚弱的部分，所以不管哪个季节，五味都不能太过。五味克五脏，是五行的自然之理。其实所谓的伤，都是在无形中的，不过是许多人在形成"伤"时并没有发现这个现象罢了，直到长年累月，后果出现时才有所意识。

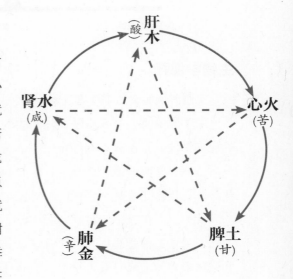

五味食物表

味	效用	常见食材
酸	收敛、固涩	碧桃干（收敛止汗）
		醋（安蛔）
		乌梅（安蛔）
		西红柿（降低胆固醇）
		山楂（降血脂、抗动脉粥样硬化）
		葡萄（止咳除烦、补益气血）
		橙子（消顽痰、解酒，解鱼、蟹毒）
		柠檬（疏滞、健胃、预防心脑血管疾病）
甘	调养滋补、缓解痉挛	米、面、杂粮
		大枣（补血、养心神）
		蜂蜜（润肺、润肠）
		山药（健脾益胃、滋肾益精）
		白菜
		鸡肉、鸭肉、鱼肉
辛	发散风寒、行气止痛	葱、姜（治疗感冒）
		香菜（透发麻疹）
		胡椒（驱寒）
		橘子皮（化痰）
		大蒜（预防感冒）
		洋葱（预防感冒）
		辣椒（驱寒）
		韭菜（防治动脉粥样硬化、冠心病等疾病）
咸	软坚散结、滋阴潜降	海蜇（化痰）
		海带、海藻（散结气）
		猪肾（治疗肾虚腰痛、水肿、耳聋）
		各种海产品
苦	清热解火	莲子（清心泻火、安神）
		茶叶（清心提神、消食止泻、利尿解渴）
		苦瓜（清热解毒）
		萝卜叶（清肺利咽、散瘀消肿）
		苦荞麦（理气止痛、健脾利湿）
		啤酒（消暑解热）

❀ 饮食宜清淡少盐

> 凡食物不能废咸，但少加使淡，淡则物之真味真性俱得。

凡食物都不能没有盐，但要少加一点使味道淡些，淡才能凸显食物的原汁原味。经常见到有人盐吃多了会感觉口渴。可是五行之中，咸味属水，为什么盐吃多了反而更渴呢？《黄帝内经》上就解释了，"人的血液中盐分过多，会导致血液凝滞，所以会感觉到口干舌燥"。这当中的意思似乎还没说明白。而《泰西水法》上用五行解释了，"木烧成了灰就会有盐卤出现，所以咸是由火生的，带着火的属性，因而卤水不结冰"。这就说明了为什么盐吃多了人就会口渴。不过笔者认为，之所以咸多口渴，是因为物极必反。身体中火太旺了就会有咸，而咸到了极点就会口渴。

生物学视野

问：盐是怎么在身体里发挥作用的？

答：当食盐进入人体后，会分离成氯离子和钠离子，分别发挥不同的作用。钠离子能维持人体全身血液容量和细胞渗透压，维持神经和肌肉的正常兴奋和应激性，激活人体肌肉收缩等。氯离子则可帮助调节人体的酸碱平衡，生产胃酸和激活淀粉酶。这对于生命活动是极为重要的。

问：盐为什么不能多吃？

答：人体内钠离子主要分布在细胞外液，当食盐的摄入量过多时，钠浓度升高，便会将细胞内水分吸出，造成血液循环总量增加，心脏负担加重；钠主要从肾脏排出，但肾脏排钠能力是有限的，过量的钠盐，会增加肾脏负担；血管内钠和水量的增加，会使血管壁周围阻力增加。所以，长期过量食盐会增加心血管系统及肾脏的负担，是高血压、脑卒中等心脑血管疾病发病的直接原因之一。同时，也会加重支气管炎患者的症状。

❀ 食不贪多，合适即可

> "中叟前致辞，量腹节所受""量腹"二字最妙。或多或少，非他人所知，须自己审量。

三国的应璩在《三叟诗》里说："中叟前致辞，量腹节所受。"其中"量腹"二字用得最妙。**老人的饭量多少，不是别人所能知道的，只有自己最了解。**懂得克制的人，今天吃这么多，明天自然也吃这么多，总是宁愿少吃也不贪多。有一古诗说："努力加餐饭。"然而老人不减饭量就很好了，加餐必定会扰乱胃气。况且"努力"便有勉强的意味，纵使一餐努力多吃了，以后也未必还能一直增加，这样又有什么意义呢？

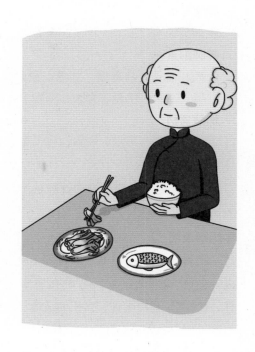

❀ 日常食物即可养脾

> 古人养老调脾之法，服食即当药饵。

古人认为调养脾脏，用日常食物就可以。《礼记·内则》说："用枣、栗、饴、蜜以增加食物的甘甜味，用堇、苢、粉、榆、免、薧以及淘米水以增加食物的滑感，用油脂增加食物的厚重之味。"笔者认为，甘甜的食物可以健脾，甘甜而滑润的食物能舒畅脾的阳气，而富含油脂的食物可以滋养脾阴。《礼记·内则》中的三点都是对脾脏而言的。

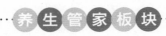

养 生 管 家 板 块

养脾食材大搜罗

养脾主食：

粳米、籼米、玉米、薏米、番薯等。

养脾副食：

山药、莲子、白扁豆、大枣、豆腐、藕、栗子、扁豆、豇豆、胡萝卜、马铃薯、洋葱、平菇、牛肉、鸡肉、牛肚、猪肚、鳜鱼、乌鸡等。

伤脾食材：

苦瓜、冬瓜、海带、螃蟹、鸭子等。

下面介绍一个简易操作健脾祛湿的汤饮以供参考。

牛奶鲫鱼汤

原料：净鲫鱼400克，豆腐200克，牛奶90毫升，姜丝、葱花各少许，盐2克，鸡粉少许，食用油适量

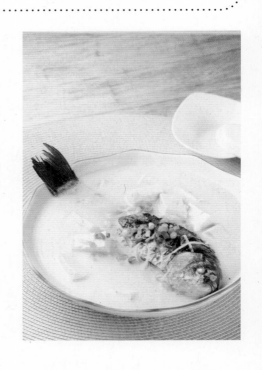

（1）200克豆腐洗净切块待用。

（2）用食用油将400克鲫鱼两面煎黄，装盘待用。

（3）锅中注入清水，大火烧开。

（4）撒上姜丝，放入煎过的鲫鱼，加入少许鸡粉、盐，搅匀，去浮沫。

（5）中火煮约3分钟，至鱼肉熟软，揭盖，放入豆腐块和牛奶。

（6）小火煮约2分钟，盛碗，撒上葱花即可。

❀ 饮食的冷热有讲究

『 愚谓食物之冷热，当顺乎时之自然。然过冷宁过热，如夏日伏阴在内，热食得有微汗之妙。 』

《抱朴子》说："过热的食物易伤骨，过冷的食物易伤肺。而饮食的冷热标准是，热不能感觉到烫嘴，冷不能冰到牙齿。"又说："如果冷热食物都要吃，应该先吃热食，再吃冷食。"笔者认为，饮食的冷热，要顺应自然。但还是宁可吃过热的食物也不要吃过冷的食物。如**夏天寒气隐伏在体内时，吃热食让身体微微出汗可以让寒气得以排出**。《黄帝内经》说："夏天的汗不出来，秋天就会得疟疾。"因为汗是身体中水汽变成的，所以可以用是否出汗来验证身体是否通畅。

现代医学视野

吃过冷过热的食物都不可！

虽然曹庭栋先生说"然过冷宁过热"，但越来越多的研究显示，食管癌等多种消化道疾病的致病原因和过热饮食有关。人的食管壁有一层黏膜，它非常娇嫩，只能承受50℃以下的高温，超过了这个温度，食管的黏膜就会被烫伤。经常吃过热的食物，黏膜的损伤还没痊愈，就又一次受伤，会形成浅表溃疡。反复烫伤、修复就会引起食管黏膜的变化，最终发展成恶性肿瘤。

夏天的时候，大多数人都会因为贪凉而喜欢吃冷饮，冷饮吃多了会伤害"胃气"。而"胃气"指的就是消化系统的消化能力。过冷的食物，会刺激胃肠的黏膜，导致胃液和肠液的分泌不足，既影响食欲，又影响消化。此外，日常饮水最好要喝温水，水温宜在18~40℃。冷水会刺激人的口腔，甚至刺激牙龈神经，这样的刺激反复出现，那么人的牙齿就不会那么牢固了。

所以过冷过热的食物都不要吃才是最好的做法。

❀ 动物内脏的四季吃法

『
《玉枢微旨》曰："春不食肺，夏不食肾，秋不食心，冬不食脾，四季不食肝。"乃谓不食其所受克。
』

《卫生录》说："春天不吃动物的肝，夏天不吃动物的心，秋天不吃动物的肺，冬天不吃动物的肾，四季都不要吃动物的脾。根据五行五脏相对应，不可以吃每一季节对应的活动旺盛的动物脏器，以触发其死气，但是凡是动物都没有活吃的道理。"这个说法不太正确。《玉枢微旨》说："春天不吃肺，夏天不吃肾，秋天不吃心，冬天不吃脾，四季不吃肝。"这种说法是说不吃当季所克的脏器。这个说法还是有道理的。

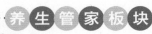
养生管家板块

动物肝脏到底该不该吃？

尽管动物肝脏营养丰富，但很多肝脏的作用是过滤毒物的，本身容易富集重金属等有害物质，没处理好的话很多动物肝脏会残留毒素。比如肝脏是代谢器官，肾脏是排泄器官，是毒素最容易蓄积的部位。而在动物饲养期间使用的激素等化学物质也会大部分集中在动物内脏中。

如果要吃动物内脏，一定要遵循以下四点，把动物内脏对身体的危害降到最低。

1.选用健康动物的内脏。

2.清洗一定要干净。

动物内脏如肺、肚、肠等，常被多种病原微生物污染，也是各种寄生虫的主要寄生部位，所以在清洗烹饪时需要特别注意。

3.烹饪一定要熟透。

长时间高温高压煮，将寄生虫、虫卵和病菌杀死，以保证食用安全。

4.少频少量食用，每次吃3至5口的量。

动物内脏吃多了容易诱发维生素A中毒。

动物肝脏不适宜人群：脂代谢紊乱者；胆固醇高者，如高脂血症、动脉粥样硬化、冠心病及动脉粥样硬化引起的高血压患者。

❀ 过饥过饱易伤身

> 凡食总以少为有益，脾易磨运，乃化精液，否则极补之物，多食反至受伤，故曰少食以安脾也。

不要太饿了才去吃饭，饥饿时即使吃也不可吃得太多；不要等到太渴了才去喝水，口渴时即使喝也不要喝得太多。只要使腹内不空虚，中和之气就会自然透入体内。《抱朴子》说："每天可以多吃几顿，但是每顿要吃少；不要减少吃饭的顿数而增多每顿吃的量。"这句话非常有道理。

凡是吃饭都要以少食为益，这样才益于脾的运作，所吃食物才能得以转化为人体所需的营养。否则即使是大补的食物，吃多了也会伤害脾胃，所以要学会有节制地进食以安脾。

《洞微经》里说："太饥饿会伤脾，吃太饱会伤气。"因为脾是消化食物、运化谷物精气的脏器，在饥饿的情况下，脾没有运化之物，反而会导致脾的虚弱。但如果吃得太饱，脾就会因为过于充实而滞气。所以应该在没有感到太饥饿时进食，这样可以养脾；同时因为食物没有过于充实脾脏，所以可以养气。

生物学视野

不吃早餐对身体是有危害的！

1.精力不集中，情绪低落。

早上人体内血糖指数较低，如果不吃早餐就不能充分补充能量，就会使以葡萄糖为能源的脑细胞活力不足，人就会出现疲倦、精神难以集中和记忆力下降的症状。

2.罹患心血管疾病的机会加大。

因为经过一夜的空腹，人体血液中的血小板黏度增加，血液黏稠度增高，血流缓慢，容易在血管里形成小血凝块而阻塞血管，如果阻塞了冠状动脉，可能会引起心绞痛或心肌梗死。

❀ 老人的食物并非越烂越好

『　　《华佗食论》曰："食物有三化：一火化，烂煮也；一口化，喜嚼也；一腹化，入胃自化也。"』

《华佗食论》说："食物的消化分为三个步骤，第一步'火化'，是通过烹煮将食物煮烂；第二步'口化'，是通过牙齿将食物嚼烂；第三步'腹化'，是通过胃肠将食物消化吸收。"人到了晚年，牙齿已不如从前那样坚固，所以第二步的作用就被削弱了。同时胃肠功能也大大地减弱，所以第三个消化步骤也不行了。所以老年人的食物需要借助烹煮将食物煮烂，这样脾胃才易于磨运，向身体输送的水谷精微才能充足。

水中和陆地上的产物虽然味美珍鲜，但每次食用也不要过杂。过杂则五味相扰，必定会给胃带来祸患。《道德经》说："五味令人口爽。""爽"，有过失差错之意，即指口舌失去了纯正味道的感受。所以不如按顺序把它们分为几顿来食用，这样才能体会到各种珍馐的原味，既适宜于口，也适宜于胃。

现代医学视野

老年人的食物真是煮得越熟烂越好吗？

现代医学研究表明经常吃软烂食物的老人，自身的消化功能则被削弱了。

软烂的食物，往往不需要用力咀嚼就可以咽下，但不经过口腔反复咀嚼的食物，接触唾液酶的机会大大减少，长期如此，则导致口腔分泌唾液减少，胃肠蠕动变慢，进而削弱了胃肠本身的消化功能。此外，老人胃肠蠕动能力较差，如果吃软烂食物过多，难以排空，会使胃肠感觉不适，而且软烂食物中水分过多，长期以此为食，容易导致人体生理所需的总热量和营养物质不足，引起营养缺乏。

❀ 饭后需洁齿

> 食后微漤留齿隙，最为齿累。

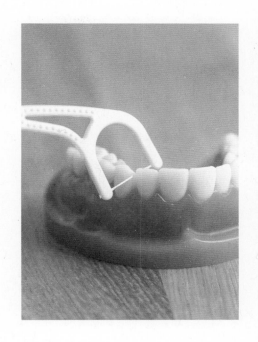

饭后，饭渣一类的东西常常塞住了牙缝，这是牙齿的一大麻烦。对于这个问题，可用柳木做的牙签来剔除干净，用牙线来剔牙就更好了。而后，再用浓茶漱口，一般都是用凉好的浓茶。韦庄有诗说："泻瓶如练色，漱口作泉声。"苏东坡则说"牙齿本性属苦"，吃了甜的东西就一定要漱口。不少人没有到老年，牙就已经开始脱落了，就是因为吃了甜味留齿，导致蛀牙。

养生管家板块

牙线是个好帮手

过去的牙签是用柳树枝做的，现在的牙签大多是竹子材料做的。在此，我们不提倡使用牙签，因为正确使用牙签非常麻烦，而且牙签很容易刺破牙龈，造成口腔溃疡。推荐老年朋友都用牙线，因为牙线够细，不会把牙缝扩大，还能有效地清除食物残留。

食 物

❀ 煮饭煮粥，用米不同

> 《本草纲目》谓：饭以陈米为佳，新米动气发病。煮粥用新米，香甘快胃。

《本草纲目》认为，煮饭最好用陈米，因为吃新米容易让人动气发病。笔者认为，这当中有老人的胃功能较弱，难以消化新米的原因。要说到滋润香甜，陈米不如新米好。陈米稍微炒一下，就能使其质地松软，易于消化了，而且还能开胃。有一种香稻米，不适合用来炒，炒后香气反而会减弱。可直接用来煮饭，煮的时间长一些更香。韩愈有诗说"匙抄烂饭稳送之，合口软嚼如牛饲"，指的就是这种情况。有的用水浸米，等到冬天冰冻后再风干，然后煮饭，饭必松软。凡是煮白米，适宜用大而急的火，等米煮熟后，开锅就吃；陈仓米、炒米适合用小而缓的火煮，煮熟后稍等片刻，等湿气收敛了，米饭就发松熟透了。

煮粥要用新米，因为新米香甜滋润，能养胃。白居易诗说"粥美尝新米"，意思是新米下来，就用来煮粥。而说到新米煮粥，用香米最好。《本草纲目》上记载了很多煮粥的方法，但总体来说，煮粥用莲子搭配是最好的，其次就是芡实和薏米。老人可能有时生小病，要借以粥来调养身体，这个时候就要根据不同的病症用不同的粥。清代戏曲家李渔说："煮饭的时候不能因为放水多了而减少水，煮粥的时候不能因为水少了再加水。这样才能得到饭和粥的原味。"

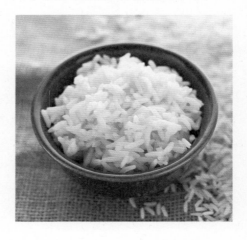

✿ 茶能解渴，也能致渴

『 茶能解渴，亦能致渴，荡涤精液故耳。 』

喝茶能解渴，也能致口渴，因为喝多了嘴里的唾液就变少，所以会觉得渴。唐代诗人卢仝好茶成癖，曾有七碗茶诗流传下来。然而笔者认为，他能喝七碗茶不是因为能喝，而是因为茶是越喝越渴。《黄帝内经》："少喝茶能解渴。"《华佗食论》说"多喝苦茶非常有益"，这恐怕证据不足。因为茶喝多了就面黄，人也会失眠。魏仲先在《谢友人惠茶》一诗说："不敢频尝无别意，却嫌睡少梦君稀。"只有饭后喝茶，可以化解食物的肥腻。如果清晨喝茶，就像苏东坡说的"直入肾经，乃引贼入门也"。茶的品质不一，武夷山大红袍和安徽六安的瓜片茶可为上品。

化学视野

喝茶能抗癌！

现代科学大量研究证实，茶叶确实含有与人体健康密切相关的生化成分。茶叶中所含的成分将近500种，主要有咖啡碱、茶碱、可可碱、胆碱、黄嘌呤、黄酮类及苷类化合物、茶鞣质、儿茶素、萜烯类、酚类、醇类、醛类、酸类、酯类、芳香油化合物、糖类、多种维生素、多种氨基酸。氨基酸有半胱氨酸、蛋氨酸、谷氨酸、精氨酸等。茶中还含有钙、磷、铁、碘、锰、钼、锌、硒、铜、锗、镁等多种矿物质。茶叶中的这些成分，对人体是有益的，其中尤以锰能促进鲜茶中维生素C的形成，提高茶叶抗癌效果。这些营养成分共同作用于人体，对人体防病治病有着重要的意义，故有"不可一日无茶"的说法。

❀ 四季的饮茶之道

春饮花茶

　　春季宜喝花茶，花茶可以散发一冬淤积于体内的寒邪，促进人体阳气生发。在春天，万物复苏，阳气生发，人们却普遍感到困倦乏力，表现为春困现象。此时常喝花茶，能缓解春困带来的不良影响。

　　花茶是集茶味之美、鲜花之香于一体的茶中珍品。花茶甘凉而兼芳香辛散之气。

花茶的冲泡

　　高档花茶的泡饮，应选用透明玻璃盖杯，取花茶3克，用初沸开水稍凉至90℃左右冲泡，随即盖上杯盖，2～3分钟后，即可品饮。

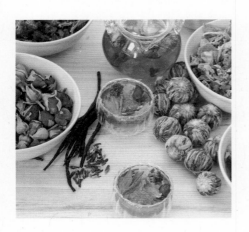

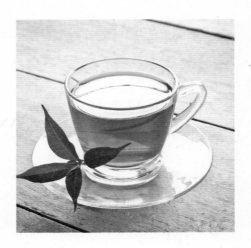

夏饮绿茶

　　夏季宜喝绿茶，绿茶能清热、消暑、解毒、增强肠胃功能，促进消化，防止腹泻、皮肤疮疖感染等。夏日炎热，骄阳似火，人的体力消耗很多，精神不振，这季节品以绿茶为好。

　　绿茶属未发酵茶，性寒，"寒可清热"，最能去火，生津止渴，消食化痰，对口腔和轻度胃溃疡有加速愈合的作用。绿茶营养成分较高，具有降血脂、防血管硬化等药用价值。

绿茶的冲泡

　　冲泡普通绿茶，可取90℃开水泡之；高级绿茶芽叶细嫩，香气也多为低沸点的清香型，用80℃开水冲泡即可，冲泡时不必盖上杯盖，以免产生热闷气，影响茶汤的鲜爽度。

秋饮青茶

秋季宜喝青茶，青茶不寒不热，能彻底消除体内的余热，使人神清气爽。秋天，花木凋落，气候干燥，令人口干舌燥、嘴唇干裂，中医称之"秋燥"，这时宜饮用青茶。

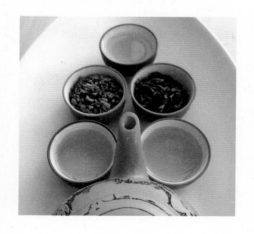

青茶，又称乌龙茶，属半发酵茶，介于绿茶、红茶之间。色泽青褐，冲泡后可看到叶片中间呈青色，叶缘呈红色，素有"青叶镶边"之美称，既有绿茶的清香和天然花香，又有红茶醇厚的滋味，不寒不热，温热适中，有润肤、润喉、生津、清除体内积热、让机体适应自然环境变化的作用。

乌龙茶的冲泡

乌龙茶宜浓饮，注重品味闻香，冲泡乌龙茶需100℃沸水，泡后片刻将茶壶里的茶水倒入茶杯里，品时香气浓郁，齿颊留香。

冬饮红茶

冬季宜喝红茶，红茶味甘性温，含丰富的蛋白质，有一定滋补功能。冬天，天寒地冻，寒邪袭人，人体生理功能减退，阳气渐弱。养生之道，贵乎御寒保暖，因而冬天喝茶以红茶为宜。

红茶甘温，可养人体阳气；红茶含有丰富的蛋白质和糖，可生热暖腹，增强人体的抗寒能力，还可助消化，去油腻。红茶类在加工过程中经过充分发酵，使茶鞣质氧化，故又称全发酵茶。

红茶的冲泡

冲泡红茶，宜用刚煮沸的水冲泡，并加以杯盖。英国人常将祁红和印度红茶拼配，再加牛奶、砂糖饮用。在我国一些地方，也有将红茶加糖、奶、芝麻饮用的习惯。

❀ 喝酒，以午后时分为宜

『　酒固老年所宜，但少时伤于酒，老必戒。即素不病酒，黄昏后亦不宜饮，惟宜午后饮之，借以宣导血脉。』

《诗经·豳风》说："为此春酒，以介眉寿。"这句诗前面还有一句"十月获稻"，意思是说，十月收获了稻谷，做了春酒，以祈求长寿。《尚书·酒诰》说："厥父母庆，自洗腆，致用酒。"这句话的全句是"肇牵车牛，远服贾，用孝养厥父母，厥父母庆，自洗腆，致用酒。"意思是，在农闲时，用牛车载着商品，到远处进行贸易，用来孝敬赡养父母，让父母高兴，自己亲自设膳涤器，来奉养父母，只有这时才能喝酒。老年人固然是适合喝酒的，但若在少年时饮酒成瘾，被酒所伤，到老了就必须要戒掉。即使平常没有被酒所伤，黄昏后也不适合喝酒，只有午后才适合喝酒，能借此疏通血脉。古人喝酒，都是在饭后。《仪礼》称之为"酳"。注说："酳，即漱酒，用酒漱口来安定吃下的食物。"现在社会的世俗宴席上，饱食后还要摆上小碟以佐酒，这是存留古人遗风之意吗？在所有的酒中，米酒是最好的，其次是曲酒，两者都应该选择陈年窖藏的。烧酒是纯阳之品，喝了会损耗人的肾阴，最好不要喝。

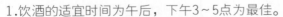

养生管家板块

饮酒的注意事项

1.饮酒的适宜时间为午后，下午3~5点为最佳。

2.红葡萄酒对人的健康最为有利，经常适量饮用红葡萄酒可以减少心脏病的发病率。

3.饮酒要适量，尤其是已有心脑血管疾病的患者一定要限酒。

4.饮酒要有佐菜，不能空腹饮酒。但不要选择富含亚硝酸盐的食物。

5.酒后要及时补充水分和盐类。

6.饮酒要轻酌慢饮，小口下咽。提倡喝温酒。

❀ 吸烟危害大

> 烟草味辛性燥，熏灼耗精液。

据《姚旅露书》记载，烟草产于菲律宾群岛中的吕宋岛，名为"淡巴菇"。《本草纲目》上没有记载，《本草备要》中添加了烟草一目，但说法却不明确。笔者认为，**烟草味辛性燥，烟草的熏灼损耗人的阴精**。烟雾吞下后，进入人的肺、胃，有御寒、解雾、辟秽、消腻的功能。但烟一旦进入心窍，便会使人产生头脑发昏的喝醉感觉。早起吃饭之前，一定不能抽烟。经常吸烟的人，一定会使舌苔黄黑，影响饮食口味。以前的书上没有治疗烟瘾的方法，民间都是用吃猪油和羊油的做法来治疗烟瘾，原理是润燥。有人用水烟壶，将烟隔水吸入；还有让别人用口来喷，自己用口来接，这是担心自己被烟熏灼了，但即便到了这一步，还是戒不了烟，所以烟又有"相思草"的别名。

现代医学视野

吸烟危害大！二手烟的危害也不容忽视！

现代研究证明，吸烟产生的烟雾中含有多种对人体有害的化学物质，其中属尼古丁、烟焦油、一氧化碳对人体的危害最大。当这些物质被吸入后，会形成一种黏性物质附着在气管、肺上。慢慢日积月累，便会损害呼吸系统，导致人体出现咳嗽、慢性阻塞性肺病等疾病，还会对神经系统产生影响，甚至致癌。

不仅吸烟有危害，吸入二手烟也同样危害大，尤其是对孕妇和少年儿童。二手烟造成诸多健康危害包括增加成年人罹患心血管疾病、癌症、呼吸道疾病概率，加重儿童哮喘程度，引发儿童肺炎、中耳炎乃至行为问题。所以为了自己和身边的人的健康，还是戒烟为好。

食物，以适合自己的为佳

> 菹菜之属，每食所需，本非一类，人各有宜。

对于酸菜、腌菜之类的菜，人们往往选择自己喜欢的食用，不可能每个人的喜好都一样。例如周文王喜欢菖蒻，孔子不能离开姜食，都是因为这些食物适合他们，所以才选择了这些食物的，并不仅仅是因为菖蒻可以益智聪耳，姜可明目才吃的。**按**：菖蒻，即菖蒲做的腌菜。《遁庵秘录》里记载了种石菖蒲的方法：把朱砂捣成粉末替代泥，等到石菖蒲生根发芽后，可以采它的根来吃，不一定要做成腌菜。这道菜可以利窍镇心，据说能够治疗失眠，是极为神妙的菜品。

水中陆地各种可食用的飞禽走兽，在《本草纲目》中记载得很多，体察一下便可知道。但根据书中所采录的论说，试用却发现不是全都有效。张文潜有诗说："我读《本草》书，美恶未有凭。"这难道是因为人的天赋气性不同，使得药物在每个人身上产生的效果都不同吗？那么每个人都应该亲身体察，各自随自己的天赋禀性所适宜的而选择食用，这样就差不多有效了。

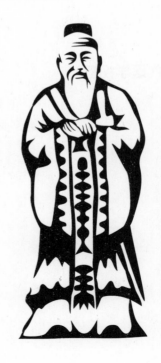

❀ 蒸食大有裨益

> 蒸露法同烧酒。物皆可蒸，堪为饮食之助。

蒸露法和制烧酒的方法一样。**任何食物都是可以蒸的，是辅佐饮食的好办法。**因为食物的精华部分，都在气味里，而食物的糟粕就是食物的外在。就如饮食进入胃时，精气都上升进入了肺里，再随着经脉输送到五脏六腑，而食物的糟粕就进入肠管，这与蒸露是一样的道理。所以蒸露的属性虽然随着食物的不同而有所差异，但它们都能升腾清阳之气，在取它们益处精华这一点是相同的。如，米可以用蒸的方法，取得稻米露，有养胃壮阳的作用，还可以取代汤饮，尤其适合病后饮用。其他的像藿香和薄荷一类的，也能用蒸的方法取得蒸露。《泰西水法》说："在西方国家的药店中，大半是药露。拿药方到药店，药店就会把药露拿给病人。"这说明方药也是可以蒸露的。不过必须预先置办蒸露器具，随物蒸用。

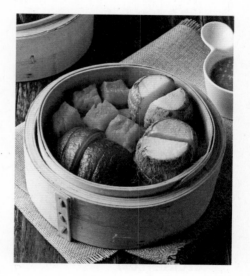

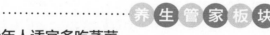
养生管家板块

老年人适宜多吃蒸菜

蒸菜是对食材营养破坏度最低的烹调方法，避开高温热油和过多的调料，最大限度保留食物原有的蛋白质和纤维素，一样可以汤汤水水，易消化、养胃、不上火。而且，蒸菜也很快捷。很多蒸菜不需要很长时间，一些好熟的菜10~15分钟就可以蒸熟，比如鱼肉、蛋。根茎类的蔬菜比较难蒸透，可能需要更长时间，如果是早上时间比较匆忙，也可以把蔬菜切成比较小的块状或者切片，蒸15分钟即可享用。

散　步

❀ 时常走动，疏通脉络

『　　坐久则络脉滞。居常无所事，即于室内，时时缓步。盘旋数十匝，使筋骸活动，络脉乃得流通。』

人如果坐久了就会身体经络血脉不流通。老人平常闲居在家，可以时常在室内缓步慢行，每天来回走动数十圈，使筋骨得以活动，经络血脉得以流通。练习久了，可以逐渐增加到千百步，以同时增强脚力。行走运动和筋骨相联系，多走动可以舒展筋骨、强健四肢。一个人如果懒得走动，就容易肢体筋脉收缩抽紧，人也会因此而变得更加懒惰。偶尔走动几步，便觉得体力不支，不想再走动，如此一来，难免会有久坐伤肉之弊。

若想散步，要先站起来，整理衣服并调整好呼吸，用立功里的方法，缓慢地走一次，然后再从容迈步。这样能使双脚有力，行走起来也感觉倍加爽健。《荀子》说"安然但气血不会倦怠"，说的就是这个样子。

现代医学视野

每天坚持散步，对身心健康都大有裨益！

一位法国医学家曾经说过："运动的作用可以代替药物，但是所有的药物都不能代替运动。"散步相对于其他运动而言，是一种温和舒缓的活动，十分适合老年人。

散步的好处：

1.散步可以促进新陈代谢，有助于防治糖尿病。

2.可以增加能量消耗，促进体内多余脂肪的消耗利用，避免肥胖。

3.对由肠胃功能紊乱引起便秘的老年人来说，散步还有利于通便。

4.散步时心跳加快、心排血量增加，对心脏是一种很好的锻炼。

❀ 饭后先休息后散步

> 饭后食物停胃，必缓行数百步，散其气以输于脾，则磨胃而易腐化。

饭后，食物还停留在胃里，必须缓慢行走数百步，将胃气散去并输向脾，这样食物在胃里经过磨化就能很容易被消化了。《蠡海集》说："脾和胃都属于土，土地经过耕、锄才能种植植物；若土地不被耕耘，那么就只是荒土罢了。所以才要通过散步来翻动脾土和胃土。"《琅嬛记》说："古时的老人，饭后必散步，其意是为了借运动身体来消化食物，因此后人将散步称为'逍遥'。"

生物学视野

饭后要先休息半小时才能去散步！

老年人与体弱者饭后容易导致低血压，大脑供血相对减少，外出活动时便容易跌倒。患有肝、胆疾病的人饭后活动，会影响肝、胆功能的正常发挥，可使病情加重，而冠心病患者更是需要注意。因此，最好进餐后休息半小时左右，再到户外活动。

❀ 散步需量力而为

> 《遵生八笺》曰："凡行步时，不得与人语。欲语须住足，否则令人失气。"

《遵生八笺》说："凡是散步的时候，不要和人说话。如果要说话，就必须停下来，否则会伤气。"因为散步的时候，是体内之气盛行的时候，如果此时开口说话，气则断续，进而导致失调。虽然这不是非常重要的事，但在"食不言，寝不语"中，也应该加上"散步不随意说话"。

散步，是一种自由无拘束的活动。且行且停，且停且行，必须要有一种闲暇自如的身心状态，就是卢纶诗里说的"白云流水如闲步"，散步应该像白云一样自由地飘荡，像流水一样悠然地流淌。《南华经》说："水的本性不浑浊的就是清水，如果闭塞而不流动的则无法清澈。"这正是散步之所以能够养神的原因。

散步宜用鼻腔呼吸

> 偶尔步欲少远，须自揣足力，毋勉强。

偶尔如果想走到远一点的地方，必须考虑自己的体力，不能勉强。条件允许情况下，可以让小船跟随，那就能走路出去搭船回来，或是搭船出去走路回来，随意而为。散步回到家，就在便榻上躺一会儿，再喝一些汤水来调和元气。元稹有诗说："亹亹还移步，持疑又省躬。"这样做未免过于勉强了。

春天探梅花，秋天访菊花，最是雅致愉悦之事。在风和日丽的时候，和两三个老友，拄着拐杖，轻松缓慢地步行五百米左右。要注意避免的是，趁着兴致起而纵步行走，一时意气为主，而忘了自身的疲惫困乏，直到坐下来才察觉到自己过于疲劳，到这时候后悔也晚了。

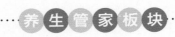

老年人散步须知

1.从较小的强度开始，循序渐进。

2.尽量不要在坡地散步，以免下坡时对膝盖造成损伤。

3.不要背着手散步。

背着手散步不能充分活动身体各部位，也不利于身体放松，不能达到最好的运动效果。

4.散步的地点最好选在树木较多、空气新鲜、道路平坦的地方。

5.制订有规律的散步计划。不规律甚至是过量的运动会给身体带来危害，应合理制订计划给身体充分的恢复时间。

6.有心脑血管疾病的老年人应有他人陪同散步，并应随身携带急救药物和胸卡（写明急救药物及用法，并写清住址及联系方式），以防突发情况的发生。

❀ 散步也可助安睡

『 　《紫岩隐书》曰："每夜欲睡时，绕室行千步，始就枕。" 』

夜坐是在安静中凝神，是为了方便入睡的。根据《紫岩隐书》的说法："每晚想睡时，绕着房间走千步，然后再就枕而眠。"这个说法与静坐相反。因为走动会使身体疲劳，身体疲劳就会想睡觉休息，即动到了极点便会归于静，也是有它的道理所在的。本章开篇讨论"安睡"时，笔者认为有操纵二法，夜坐的方法是以静求静，行走千步是以动求静，和操纵二法相参照，可以体验一下以获效果。

长寿老人这么说

在夏天，老年人和体质较弱的人腹中常冷，不容易消化食物，因此夜晚应少吃生菜、瓜类等食物。

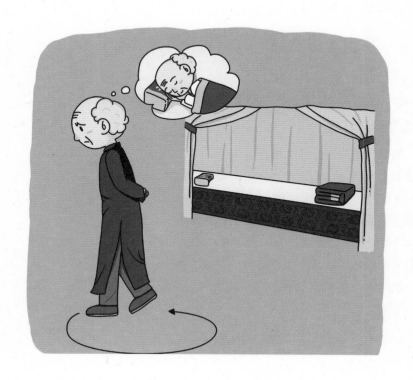

昼 卧

❀ 午睡不可赖床

『 午后坐久微倦，不可便榻即眠，必就卧室安枕。 』

午后坐得太久导致身体疲倦时，不要立即躺在床上睡觉，而是要到卧室里安枕盖被而眠。躺在床上或醒或睡，任其自然，想起床时即起，不要恋床。《左传·昭公元年》说："晦淫惑疾。"其意是夜晚睡眠时间太长，毫无节制，起床后便会感到头脑昏沉。午睡起床后，用热水洗脸，能让眼神清醒；添一件薄棉衣暖背，能让肢体感到轻健，也就是白居易诗中说的"一觉闲眠百病消"。三伏天时若在便榻上午睡，要另外设置床帐，并且要把窗户都关好。

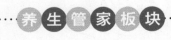

养生管家板块

这么午睡才正确

1.午饭后应休息30分钟再睡。

否则会影响胃肠消化，长此以往还可能引起胃病。

2.午睡最好选择在床上小躺。

最好不要直接躺在床上就睡，更不要伏在桌面上睡午觉。

3.午睡要避开风口或有过堂风的地方。

否则容易引起感冒或身体不适。

4.午睡醒来后要缓慢起身，并稍微活动一下身体，而后再喝一杯水，以补充血容量。

❀ 冬夏午睡有讲究

> 冬月昼卧，当以薄被覆其下体。长夏昼卧，醒后即进热饮，以助阳气，如得微汗亦妙。

冬天午睡时，应当用薄被子或者毯子盖住下半身。此时身体微弱的阳气见长，应该注意保暖以滋养阳气。人体的气血本来就喜暖而畏寒，更何况是冬天？假若不盖被子，等到起床时，必定会觉得神色困顿、精神萎靡，身体更加寒凉，如此一来体内微弱的阳气又如何能强过阴冷之气呢？

夏天午睡醒后，应喝一些热饮，以助养阳气，如果能微微出汗就更好了。夏天是阳气极盛的时候，白天适宜活动，而睡觉则是安静的，所以为了顺应夏季，应该让自己像运动一样能够微微出汗。

王安石曾说："夏天午睡，用'方枕'最好。睡久，枕头被身体热气蒸热了，就转到冷的一面。"老年人虽然不适宜受凉，但头为阳，也不可使其过热，更何况是在夏天午睡呢？枕头虽然是小事，但也应该用适合自己的。

❀ 适当午睡有养阳之效

> 每日时至午，阳气渐消，少息所以养阳；时至子，阳气渐长，熟睡所以养阴。

老年人中午睡觉，一会儿便会醒过来，到了夜晚又会再睡，一个昼夜之间，睡觉起床分为两次。因为老年人气血衰弱，运动久了就会呼吸不顺畅，因此需要睡眠来进行调节。

每天到了中午的时候，人的阳气渐消，若稍微休息一会儿可以养阳。到了晚上十一点到凌晨一点间，人的阳气渐长，那么熟睡便可以养阴。苏东坡说："此身正似蚕将老，更尽春光一再眠。"青壮年阳气正是旺盛的时候，白天午睡反而会导致头昏眼花，这是因为阳气太过了。

夜 坐

❀ 夜坐有助于安睡

> 日未出而既醒，夜方阑而不寐，老年恒有之。黄昏时如辄就寝，则愈不能寐，必坐有顷。

还没日出就醒了，夜深却也没能入睡，这是老年人常有的情况。黄昏时如果睡觉了，那就更睡不着了，必须起床坐一会儿再睡。老年人静坐时，应先调整呼吸平心静气，塞住耳朵闭着眼睛，摒除心中杂念；或行坐功运动一番。《亢仓子》说："身体与心相合，心与气相合，气与神相合，神与道相合。"夜坐就是要做到这样，而这就是安睡的妙诀。

五脏的精气上注目于眼睛。夜坐的时候灯光明亮耀眼，即使闭上眼睛也像红纱罩眼一样，心神会随着眼睛动作而变动，于是导致心绪混乱。因此必须放置一盏隐灯，就像陆游诗中所说的"小帜幛灯便细书"，使光不照射到眼睛，这样还可以滋养眼力。如果能熄灯夜坐就更好了。《楞严经》说："睁开眼睛看见光明，叫'见外'；闭眼所见为黑暗，叫'见内'。"《荀子》说："昏暗不明的人只能看到外景，而心神清明的人才能看到内景。"这两者意思相同。

坐久了，腹内空虚，似乎可以吃点食物，但也不要马上吃，以免扰动胃气。《内经》说："胃不调和就睡不安稳。"可以稍微喝点热汤以暖胃。酒是不能喝的，夜里气血流动缓慢且安静，而酒会使气血运动发散，如此两者便相互妨碍了。夜晚不吃姜也是这个道理。

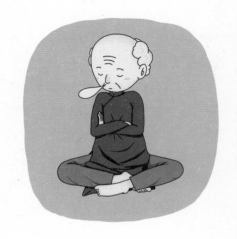

❧ 夜坐忌谈天说地

> 剪烛夜话，此少壮之常。老年若不检束，愈谈笑愈不倦，神气浮动，便觉难以收摄。

剪烛夜话，是年轻人常有的举动。老年人若不约束自己，则越谈笑便会越不疲倦，神气浮动，便会觉得难以收心。鲍氏《皇极经世注》说："人的神，白天在心，夜晚在肾。"因为肾主管纳气，谈笑则会使气无法被收纳，继而神就无法安宁，导致整个夜晚也无法入睡，夜晚谈笑足以导致这样的后果。

夜晚的时间以更鼓的声音为准，如果听不到更鼓的声音，又该拿什么作为标准呢？取一炷或两炷香，依夜坐时间的长短而定，让它们每一晚都是一样长，则气血的运行就会有规律，入睡时才会觉得安然。四季夜晚的长短不同，各自斟酌适宜自己的情况即可。

❧ 夜坐需防寒保暖

> 凡值月明时，推窗看月，事所恒有，然呼吸间易感风露，为从暖室中顿受凉气耳。

笔者曾做过一首《秋夜》："薄醉倦来禁不得，月光窥牖引人看。"凡是遇到月明的时候，推窗看月，是常有的事。然而呼吸的时候却被风露感染，这是因为从暖室中出来，突然感受凉气的缘故。《黄帝内经》说："因为有风露，才会使人生寒发热。"所以秋月虽美，也应该戒看。

夏夜很短，即使很早睡觉也只占冬夜一半的时间，就像陈传良诗中所说的"短夜得眠常不足"。纵然还没就枕而眠，也应该在卧室里坐一会儿。至于微风徐徐布满露水的庭院，凉爽宜人，并不是不快意，只是夜晚寒气暗暗侵入人体，每每都会潜伏着病源。**凡是使人快意的地方，就是容易受病的地方。老年人应事事预防，应该在使人快意的地方提高警惕，而不是仅仅提防夜坐纳凉这一事。**

Part 2
"服老"，
才能静心养神

唐代文学家韩愈说：
"岁老岂能充上驷，
力微当自慎前程。"

燕 居

❀ 养静，乃养生首要

『 养静所以养阴，正为动时挥运之用。』

养静是养生的首要任务。五官在头部，而头部为诸阳之首，所以五官和头部都属阳，而精、髓、血脉都属阴。**阳气和阴精是相辅相成的，只有阴精充足才能周济阳气。**《黄帝内经》说："阴精得养，则人可以健康长寿；被阳气制约，则人会慢慢走向死亡。"阴精不足而受阳气制约，那么二者都会枯萎。所以养好了静，也就是养好了阴精，这样阴精才能发挥作用。

《显道经》说："骨中精气外涌，人就会面色苍白；血气外涌，人就会面色发红；髓的精气外涌，人就会面色发黄；肌肉的精气外涌，人就会面色发黑；精气充足外现，人就会面色光滑润泽。"脸色光泽，必定是关乎精气的，这就是所谓的光润之貌现于面。**按：**"精气"二字都带有米字旁（气，繁体字有米），所以精气必定与米相关。如此说来，合理安排粥食饭食，饥饱有度，这当中生精益气的功效是很大的。

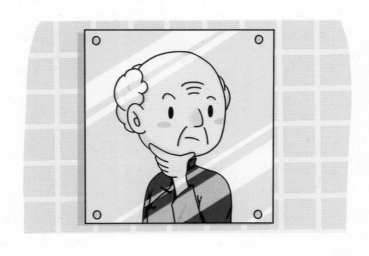

❀ 宁心养神，为祛病之良方

> 心不可无所用，非必如槁木、如死灰，方为养生之道。时固戒动，动而不妄动，亦静也。

《礼记·王制》说："九十饮食不离寝。""寝"就是睡觉休息的处所，也就是起居卧室的意思。如果年纪没到九十岁，但精力衰弱，生活起居全在卧室，似乎也没有不可以的。不要浪费在视听言笑上，保持内心的宁静来养神，这才是祛病的良方。传说中的先人广成子说："不看不听，用安静的心态抱守元神，身体也会自然健康的。"

心是神居住的处所，眼睛是神显示的窗户。眼睛所看到的地方，心也就到了。《阴符经》说："人体生命的机关在于眼睛。"《道德经》说："不见可以勾起内心欲望的事物，可以使心不乱。"平时闲居在家时，可以在屋子里静坐，经常用眼睛看着鼻子，用鼻子对着肚脐，调匀呼吸，不要间断，也不要拘谨，心火下降到气海，自然会觉得全身舒适顺畅。

《定观经》说："不要因为对所做的事不满足，而故意去做更多的事情；不要因为对身处喧闹之中没有厌恶感，而勉强迁就喧闹的环境。"因为无厌恶，则不会有事情劳心费神；如果喜好多事，身处喧闹之中，心就会被事情所劳累。《冲虚经》说："在外游历，不如内观自身为好。"

心不可以不去思考，不是一定非要像枯槁的树木、熄灭的火灰一样的静止，才算是养生之道。安静的时候，固然要戒动，而要动的时候也不能妄动，这也是"静"，正如道家所说，"不怕念头生气，只怕觉悟迟钝。"

至于用心的时候，要戒除杂念，有杂念就会让人分神，分神就会使人疲惫。只要专注其中，就算用心也不会感到疲惫，这就是神志安定精神集中的缘故。

❀ 养气忌怒，否则血气不顺

『 所忌最是怒，怒心一发，则气逆而不顺，窒而不舒，伤我气即足以伤我身。 』

人凭借气而使身体充实，所以平时要善养气。**养气最忌的就是生气，一旦生气，人体的气血在体内就会逆反不顺，人就会感觉憋闷不舒畅，气血运行失调，身体自然也会受到伤害。**老年人遇到使自己发怒的事，应当思考事情与身体哪个更重要。只要冷静想一想，转瞬间，就能够涣然冰释，不再生气了。

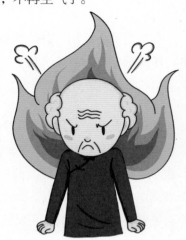

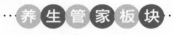

内心淡定不犯怒

医学统计表明，心情抑郁可引起人体免疫功能明显下降，从而易患感染性疾病和肿瘤；而性格急躁易怒容易罹患高血压、冠心病。所以，保持内心淡定对健康很重要！

淡定内心四步走！

1.性格要开朗，心胸要豁达。

2.不要攀比，知足常乐。心往往因为贪念过多而累，少一分贪念，就会少一分烦心。

3.简单的生活往往是自由快乐的生活，要学会摒弃物质的诱惑，衣食随缘，随遇而安。

4.拥有一颗包容的心。心胸狭小，事事计较，必然耗气伤神；不如放宽心胸，容纳看不惯的、看不顺的，放下计较之心，心神安静，自然健康。

❀ 寒暖饥饱，容易疏忽放纵

> 寒暖饥饱，起居之常。惟常也，往往易于疏纵。

冷暖饥饱，是生活起居中的平常事，也恰因为平常，所以往往易于疏忽和放纵。自己应当随着情况自己量度，衣服需要添的时候就添，不要以只是微冷就忍耐；食物该放一边的就放一边，不要为了过嘴瘾就多吃。《济生篇》说："不要嫌衣服穿得多，不要嫌食物没吃够。"这话虽然是为了纠正偏差，但这其中言论是非常正确的。

春天，冰雪还没融化，下半身宁愿多穿一些，上半身则可以稍微减少一些衣服，这样可以培养阳气的生发；棉衣不可以突然穿上，天气稍微暖和又必须暂时脱下。北方有句话说："若要安乐，不勤脱，不勤穿。"南方有句话说："若要安乐，频繁脱，频繁穿。"这些俗语都是对生活总结而得来的，有其道理所在。

夏天使用空调，是以阴克阳；冬天使用暖气，是用阳克阴。阴阳都不能违反时令。《黄帝内经》说："智者的养生之道，一定是顺应四季节令以适应寒暑的变化。"然而冬天寒冷可以用暖气取暖，因为火在体表；夏天炎热则必须少用空调，因为凉气使寒邪入侵体内。

《济世仁术编》说："手心通心窍。非常热的时候，用扇子急扇手心，能使全身感到凉快。"笔者倒是认为不如"心定自然凉"这一谚语说得好。当中的"心定"二字也十分值得揣摩。

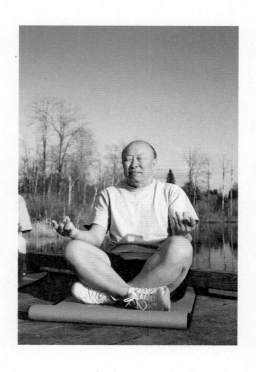

省 心

❀ "安于天命"才能使内心安定

『 倘事值其变，忧、思、悲、恐、惊五者，情更发于难遏，要使心定则情乃定，定其心之道何如？曰：安命。 』

风、寒、暑、湿、燥、火这"六邪"都来自外界，一定要调养好身体来抵抗它们。至于喜、怒、忧、思、悲、恐、惊这七种情志的变化，就不是靠调养身体可以抵御得了的。其中，喜和怒两者还好化解；如碰到了大的变故，忧、思、悲、恐、惊这五种情绪就难以遏制了。**要使心定，情绪才会安定，那安定内心的方法是什**么呢？答曰：安于天命。

但凡人的心中有欲望，往往都会表现在人的睡梦之中，这是胡思乱想心智惑乱的确切证据。老人经历过这么多往事，那些让他们快乐的事的滋味也不过如此，在追忆时，回忆也如梦境一般。因此妄想不可有，也不必有，心情安逸自然每天都会快乐。

世情世态，阅历多了，早就应该看透，心力衰弱，容颜苍老，老了还有什么可求的？有谚语说："求人不如求己。"被人呼牛作马，也可以由着别人，不要有一点不愉快。只要有一点不愉快就会产生愤懑，愤懑就会伤肝，对别人又有什么损害呢？不过是伤害了自己罢了。

·········· 养生管家板块 ··········

控制情绪的4个注意点

学会控制情绪，保持心态平和，对人的健康是十分有益的。

1.心胸要开阔，平时做到乐观、豁达；遇事更要不慌不乱，安然处之。

2.遇事不怒，对任何事情都采取分析态度，先理出头绪来，再慢慢解决。

3.对生活琐事要淡漠，保持怡然自得。

4.要自得其乐、助人为乐、知足常乐。

❀ 好友闲聊，不论道是非长短

> 至于二三老友，相对闲谈，偶闻世事，不必论是非，不必较长短，慎尔出话，亦所以定心气。

在年轻人热闹的场所里，他们不会亲近非他们同类的人。如果老年人没有看清这一点并退避，那无疑会招人厌恨。**至于平常与二三老友闲聊，偶尔谈到世事，不必去论道是非长**短，说话要谨慎，这样也是为了安定心气。

《论语》说："到了老的时候，不要贪得无厌。"钱财这一关，似乎很难看破，但要想着时间已经过去很久了，而未来的时间很短，虽然金玉堆积如山，又有什么用呢？然而如果肆意地花费，反而会使养身的本钱变得匮乏，老了还要去谋生，这又是人生最苦之事了。所以"节俭"二字，始终不能忘。

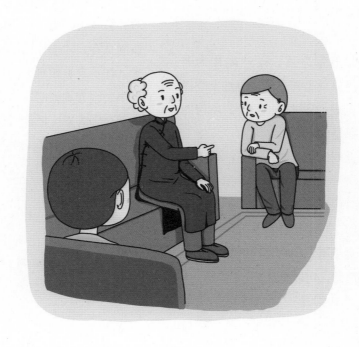

❀ 知足常乐，无须徒增烦恼

『　　《道德经》曰："知足不辱，知止不殆，可以长久。"』

年纪大了就会牙齿脱落、眼睛昏花、耳朵重听，步履艰难，这些都是很自然的现象。若因为这些事情而埋怨感叹，只会徒增烦恼。

要知道人生能走到这个阶段是多么的不易啊！到了这个年纪，正应当庆幸都来不及，又有什么可埋怨感叹的呢？

寿是五福之首，既然能称为老人，也可以说是长寿了，再加上吃得饱、穿得暖，拄杖外出悠游，所得的福分也算是优厚的了。

人世间的境遇有什么是一成不变的呢？进一步想，再怎么享乐也没有完结的时候；退一步想，自己有余乐可享就够了。《道德经》说："知足的人不会受辱，懂得适可而止的人不会遇到危险，可以长久。"

知足其实是一种境界，知足者不管遇到什么样的困难，总会选择微笑着面对生活，他们坚信，这个世界上没有解决不了的难题，只要乐观地走下去，就一定能得到自己想要的生活。

知足者不会庸人自扰，他们知道自己并非圣人，不能尽善尽美，所以要为自己寻找合适的台阶。知足是一种大度，大"肚"能容天下事，在知足者眼里，一切过分的纷争和索取都显得无趣。在他们内心的天平上，没有比知足更容易求得心理平衡了。

知足是一种宽容，对他人宽容，对社会宽容，更是对自己宽容。只有做到宽容，才能让自己的心胸豁达起来。你不会嫉妒别人的轿车、别墅，也不会因为别人的富贵荣华而眼红。你不会因为攀比而痛苦得彻夜难眠，更不会望着满桌子的美味佳肴而兴味索然。调整好心态，身体的健康也会如期而至。

去世后的定论和生前众人关于自己的议论，是自己听不到也不知道的。然而只要还有一口气在，必定没有人会愿意自毁名声，对于死后的名声也是这样的。因此说"君子的遗恨是死后名声不被人歌颂"，这并不是贪图虚名。时常想着"名声"，那么人就会自己检视自己的品行，不至于招来诋毁。否则即使年过百岁，享尽天年，也和草木一样腐烂。《道德经》说："死了但存留在他人心中的人才叫长寿。"说的是长寿并不仅仅在于年龄。

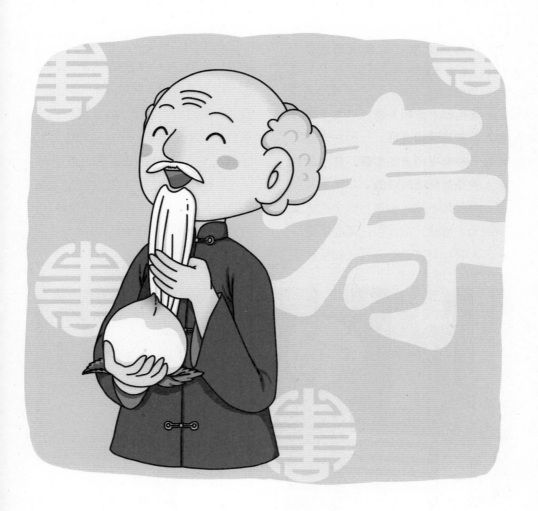

见 客

❀ 老人待客不必拘礼

『　　《礼记·王制》曰："七十
不与宾客之事。"盖以送迎仆
仆，非老年所能胜。　　』

　　《礼记·王制》说："七十岁的
老人不参与迎宾送客。"因为送迎宾
客是一件非常劳累的事情，并不是老
年人的身体所能胜任的。如果朋友来
了，自己却不回礼相送，在《礼记》
中视为不遵从礼节，但这说的哪里是
老年人啊！笔者曾有一首《扫径》诗
说："积闲成懒痼难砭，扫径欣看客
迹添；若要往来拘礼法，尔音金玉亦
无嫌。"

　　本来客人来拜访，作揖的礼节是
不能免除的；但是对老年人来说，弯
腰作揖容易腰酸，则可以不行此礼。
腰是肾脏之腑，肾属水，水动则生波
澜。又按《蠡海集》说："肺居上，
肝居下，一鞠躬则肺下俯，肝上仰
了。"所以嵇康说："礼法岂是为我
们这些人所设的？"认为：作揖的礼
节岂是为老年人所设的？

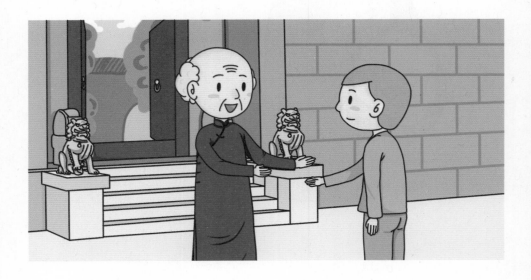

❈ 老人不宜大量喝茶

> 老年交好来往，定皆习熟，止以佳茗进于客可耳，若必相陪，未免强饮。

客人到了敬茶，是通常实行的礼节。而且必然是主人、客人各一杯，表明主人陪客人的意思。**老年人好朋友之间的交好往来，相互间一定很熟悉，只用把好茶敬给客人就可以了，如果一定要陪，也不要勉强喝。**有人说，敬茶摆设出来不喝也可以。

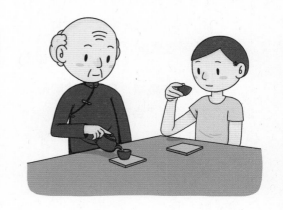

生物学视野

老年人不宜大量饮茶！

老年人随着年龄的增长，消化系统的各种消化酶分泌减少，消化功能减退。如果大量饮茶，会稀释胃液，影响食物的消化；同时可杀灭病菌的胃酸也会被稀释，胃肠的防护作用降低，一旦有致命病菌进入人体，就容易感染肠管疾病。

部分老年人患有冠心病、高血压、肺心病，他们的心肺功能都有不同程度的衰退。如果在短时间内大量饮茶，较多水分被肠管吸收进入人体的血液循环，使血容量突然增加，会加重心脑负担，出现心慌气急、胸闷等不舒服的感觉，严重时可以诱发心力衰竭或使心衰加重。

❀ 衣帽穿着重在舒适

> 老年人着衣戴帽，适体而已，非为客也。热即脱，冷即着，见客不过便服。

老年人穿衣戴帽，只要适体就可以了，并不是为了会客而穿戴的。热了就脱，冷了就穿，会见客人也只穿便服。如果一定要把衣帽穿戴整齐才能迎接客人，不仅穿脱麻烦，寒暖也突然发生了变化，这样岂是适合自己身体的呢？《南华经》说："这是为了适合别人的需要，而不适合自己的需要。"如果有尊客到访，让守门人婉言辞谢也是可以的。

但凡是客人，就算在炎夏，他来拜访的时候也一定会穿戴整齐，端正地站立在厅堂正中。等到主人衣冠穿戴整齐出来时，客人已经热得忍受不住了。所以，应该和知交约好，主人不用特地穿戴整齐，而客人到了也可以脱去帽子和衣服。这样做本来是为了方便主人，却也同时方便了客人。

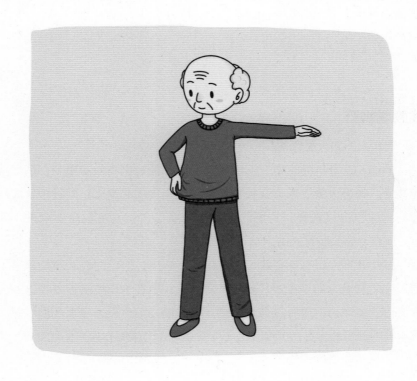

❀ 老人宴客不宜周旋

『 谈旧事，爱听新闻，老人之常态，但不可太烦，亦不可太久，少有倦意而止。 』

谈论旧事，爱听新闻，是老人的常态，但是要注意不要太频繁，时间也一定不要太久，感到有点疲惫了就应该结束。即使客人还在，也不要碍于情面，勉强周旋，就如张潮诗里说的"我醉欲眠卿且去"，这样做就可以了。大呼大笑，耗人元气，会客时也应该检视约束自己的行为。

老人去赴宴，没有精力，也没有雅兴，去和别人应酬礼让。即使家里来了客人，陪坐陪饮，勉强做自己不想做的事，也会觉得麻烦苦恼。至于遇到良辰美景之时，好友欢聚，偶尔设上美酒佳肴，随着兴致去做就可以了，不用太过死板地讲究诸多礼节。

喜事和丧事，不是老年人的事情，自然应当一概拒绝。**按：**古代礼制重视守孝。《曲礼》还说："七十岁的老人只穿麻在身就可以了，饮食和吃肉都在屋内。"又《王制》说："八十岁的老人不参加祭祀、丧葬之事。"更何况其他的事呢？

长寿老人这么说

疲劳可诱发百病，特别是有高血压、冠心病的老人更要注意！有研究发现，高血压患者连续说话30分钟血压即会升高；停止说话1分钟后，血压便可恢复到原来的水平。

出 门

❀ 老人应四不出门

> 邵子自言四不出：大风、大
> 雨、大寒、大热也。愚谓：非特
> 不可出门，即居家亦当密室静
> 摄，以养天和。

北宋哲学家邵雍说四不出门：即
大风、大雨、大寒、大热。笔者认
为，遇到这四种天气不仅不可以出
门，而且即使是在家里，也应当在
密室中静心调养天地和合之气。遇到
电闪雷鸣的天气，更应当闭口肃容，
对上天的愤怒保持敬畏之心。如果遇
到春秋天气晴朗的日子，拄杖外出散
步，可以尽情抒发沉郁的情感。

长寿老人这么说

出行前要提前了解几天内的
天气变化情况，尤其是在远
行、旅游之前，然后根据天
气变化做好相关的准备。

现代医学视野

老年人在坏天气不宜出门

从现代养生观念来看，不好的天气情况确实不宜出行，尤其是大
风、大雨、大寒、大热之时。大风时，空气中的浮尘将大大增加。此时
外出容易引起呼吸系统疾病，而且还会让皮肤变得干燥甚至皲裂。

过于寒冷或过于炎热的天气，一方面会对交通、环境产生一系列的
影响，不利于老人出行；另一方面还会直接影响身体健康，例如受寒着
凉、中暑等。

遇上大雪天、大雨天，老年人更是不宜出门。恶劣的气候环境不仅
对老年人身体不利，而且还存在太多安全隐患，容易导致意外的发生。

❀ 老人不可单独远行

『 　老年出不远方，无过往来乡里。《曲礼》曰："行役以妇人。"谓设有不得已而远行，所以虑之周也。 』

老年人出门不要到太远的地方，只宜在乡里之间来往。《曲礼》说："出门让妇人随行。"说的是如果有不得已的远行，就让妇女随行前往，这是考虑周全的想法。用妇女的原因，是妇女举动柔和，所以带妇女。然而这也是古人担心身体衰弱羸瘦，才不嫌这么做过于麻烦。如果有勤劳谨慎的童仆，在身边服侍习惯了，也未尝不可以用。

长寿老人这么说

老年人远行路上不可预料的因素有很多，最好能够群体结伴出行，或有他人的陪同，应尽量避免独自出行。

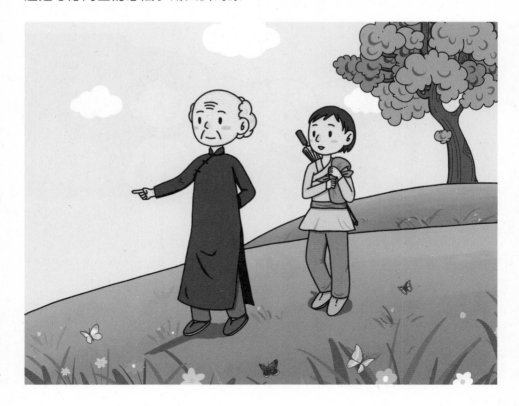

❀ 近游时宜携带食物衣服

> 偶然近地游览，茶具果饵，必周备以为不时之需。春秋寒暖不时，即近地偶出，绵夹衣必挈以随身。

偶尔在近的地方游览，茶具、水果、糕点一定要准备好，以作不时之需。把食物放在饭盒里，最好具有保温效果的饭盒，像盒子一样叠作好几层的为最佳，既可以防止食物串味，又可以从外面用环扣住，用一只手提起来。《礼记·王制》说"食物、饮料都要在外出游玩时带上"，是说把酒食也要准备好。如果只是近地出游，这些也不一定都要备上。

春秋冷热变化无常，即使是近地出行，棉衣和夹衣也一定要随身带。气候常常在突然间就变得完全不同了，如果没有预先准备，突然暖和倒是没关系，但要是突然冷了，就容易使人患病。

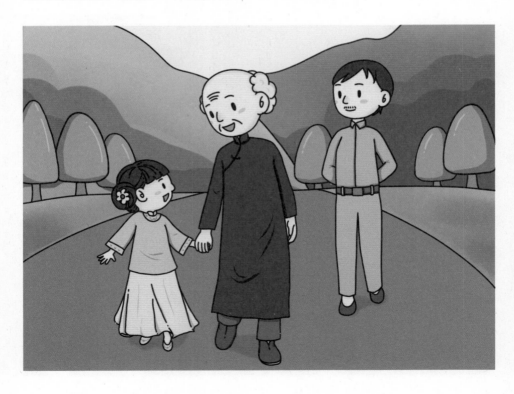

❀ 行程交通需事先计划

『 乘兴而出，不过迩在村郭间，可泛小舟。 』

乘兴出游，距离不过在村镇之间，可以泛舟前行，小船的前后必须遮蔽起来，就是白居易诗中所说的："一茎竹篙剔船尾，两幅青幕覆船头。"船里不能摆设椅子，如果摆设了椅子，人坐在高处，随着船的晃荡便会感到摇动不安。可以制作一些没有椅腿的环形椅子，平放在船板上，和坐环椅没有什么区别。在家里不妨放在便榻上，也可以短时间坐着休息。

船里放置着褥子，厚实而狭长，既可以在上面短时间坐着，也可以睡卧。另外准备一个枕头，短而高，可以用来垫手臂，也可以用来枕头部。微微觉得有些疲倦的时候，有这些东西不管坐还是卧，都会感到安然。

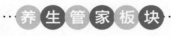

养生管家板块

出行交通注意事项

大多数老年人的体质都比较虚弱，容易疲劳。因此，出行时，能以车代步便乘车，尽量不要步行太远的路途。

同城交通工具——出租车★★★

出租车座位松软可靠，比较舒服，而且出租车内环境较好，司机可根据老年人的情况调节车内温度等。

同城交通工具——公共汽车★★☆

在乘坐公共汽车时，尽量坐在"老幼病孕"专座上。一般此类座位起、坐方便，而且离乘务员、车门较近，方便老年人行动。注意：乘车时不要倚窗，尤其是患有颈椎病或类似疾病的老年人更应注意，以免受寒。

旅行交通工具——飞机★★★

飞行时间短，机舱内环境较好，座椅相对舒适，有空乘进行服务。

旅行交通工具——火车★★☆

火车卧铺，方便老人疲累时躺卧。但乘火车人多，拥挤，车厢内空气污浊，坐车颠簸厉害，容易疲劳。

❁ 鞋帽要适合出门

『 凡出门，命携以相随，足力
倦即堪少坐，不必专为游山也。 』

　　脚力还强健的人，可以准备游山穿的鞋子。 每次必须携带两双，上山鞋的鞋底前薄后厚，下山鞋的鞋底前厚后薄，根据情况来穿鞋，并让随行的家人带好。古人有登山的木鞋，去掉了鞋底前齿，特别适合爬山用。

　　折叠椅，是旅游用具，四只脚，两两相交叉连接，边沿只有前后，用木棉缕绷作凳面，这种椅子既柔软也可以折叠，现在被俗称为"马踏子"。其制式是仿照明朝的样式，见于《三才图会》。笔者曾作过一首诗："稳坐看山权当榻，不妨折叠入游囊。" **凡是出门，就让随从携带上椅子，脚力疲惫时即可以稍坐一会儿，不是专门游山才用的。**

　　李白有诗说："饭颗山头逢杜甫，头戴笠子日卓午。"苏东坡也曾戴着斗笠行走在雨中，后人为此创作了《笠屐图》。斗笠是古人常用的东西，既可以挡雨，也可以蔽日。夏秋之初，如果拄着杖外出，也可以预备一顶斗笠。制作斗笠，可以用棕皮和藤皮。如果嫌重，可以以竹子为骨架，将黑纱蒙在上面，这样似乎轻便一些。另外用两寸左右的纱布，垂在斗笠边上，叫作笠檐，也是可以遮挡阳光的。

　　寒冬远出，要另外备置一顶帽子，名叫"将军套"。皮子制帽边，边上开四个口，分成四块，前边垂下与眉毛齐平，后边垂下要能遮住颈部，旁边垂下要能遮住耳朵和脸颊。偶尔想上折，可用纽扣扣好，帽子的边缘依然整齐。无论是寒冷还是温暖，都能戴这顶帽子，而且水陆都可以使用。

长寿老人这么说

　　老年人出门的时候不妨带上小巧的折叠椅，或是自带凳子的拐杖，一旦感到疲惫就能立即坐下休息片刻。

❀ 住宿提前安排好

> 远道行李，必作信宿计。

准备出远门的行李，一定要为晚上住宿做好准备。各项都准备周全外，最重要的就是要备好床帐。做两张宽大的折叠凳，其制式见前文所述，或者用棕绷紧，或者用皮绷紧，两张凳子相接而排开，长宽恰好和床一样。听闻军营中多用这种床凳。帐子要用有骨架可以架起来的，详细的制作方法请看卷四《老老恒言·帐》。

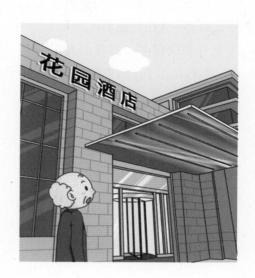

养生管家板块

旅游住宿提前安排

如今，我们所具备的条件已经不像曹庭栋老先生那会了，出门也不需要准备床帐，但提前安排好住宿还是必不可少的。在外旅游舟车劳顿，每晚的休息都是为了让体力恢复，以继续第二天的行程。如果住得不好，休息不佳，不仅影响身体的恢复，而且还会影响自己的心情，对于身心都有着不可忽视的伤害。

虽然如今酒店随处可见，但只要涉及旅游景点难免会出现一房难求的现象。所以老年人外出旅游前，一定要预先确定好住宿的地方，尤其是喜爱结伴自由行的老年人，可以在家人朋友的帮助下，使用手机上的旅游应用或是旅游网站，提前预订好住房，避免旅游途中出现难寻住房的突发情况发生。

❀ 现代老人出游指南

曹庭栋老先生在《老老恒言》中，对老年人出门提了许多建议，尽管他介绍的很多工具我们都用不上了，但他那对于出游要做到事事有备无患的想法，是值得我们借鉴的。那么现代老人出游又该注意什么呢？

出游的时间

说到老年人出游的时间，要注意两点。

第一点是旅游时间的长短要适度，一般以一星期为宜。这是因为旅游时间过长，体力消耗过多，反而对身体健康不利，这就需要"适可而止"了。

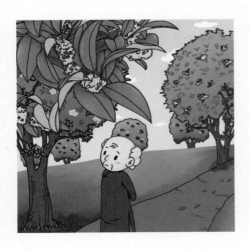

第二点是选择合适的季节，春暖花开和桂花飘香的时节都是适合老年人旅游的最好时光。对患心血管疾病的老人来说，寒冷的天气不宜出游；而炎热的天气对老人也是不适宜的，容易引起中暑。故而最佳的时期，应该是春秋两季。

旅游的地点

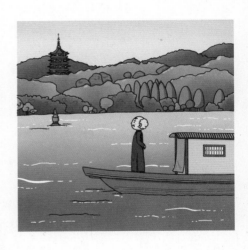

老年人的身体不如年轻时强壮，不是哪儿都能去，选错了旅游的地方，不仅会在旅游途中坏了心情，还有可能伤了身体。我国地域广阔，山川秀丽，拥有众多名山秀水，可选择的旅游地点数不胜数，但是对老年人来说宜少游山，多玩水，多游古典园

林。因为游山免不了要登高涉险，老年人的腿脚毕竟不如年轻人利索。若游古典园林，赏玩湖光水色，便无攀登之劳。如浙江的西湖、无锡的太湖、苏州的古典园林等都是十分适合老年人出游的佳地，这些迷人的景色同样可使人赏心悦目、心情舒畅。

同游的人员

有的老人不服老，精神可嘉。但体力已随年龄增大而日渐衰退，这也是自然规律，六七十岁的老年人怎么能比得上二三十岁的年轻人呢，所以切勿学习年轻人独自出游。

最佳的情况是年轻人能抽出些时间陪同家里的老年人一起出游。如此一来，老年人能被更好的照顾，而两代人的感情也能有所增进。

其次就是老年人跟团出游，或是请看护陪同老年人出游。无论是跟团出游还是携带看护，都是为了保证老年人在旅途中遇到特殊状况时能有人照料。而且与三五知己一同跟团，故地重游，似乎也别有一番乐趣。

必备的物品

除了轻便保暖的衣服外，在外出游还必须携带一些必要的药品。可参照下方图表选带适用的药物。

心脑血管疾病	高血压	卡托普利、吲达帕胺、复方降压片、硝苯地平
	冠心病	异山梨酯、速效硝酸甘油、复方丹参片、速效救心丸、通心络
消化系统疾病	消化不良	乳酶生、酵母片、多潘立酮、健胃消食片、整肠丸
	腹泻	乳酶生、小檗碱、十六角蒙脱石
	便秘	开塞露
呼吸系统疾病	感冒	感冒胶囊、感冒清热颗粒、银翘解毒片、藿香正气丸
	咳嗽	甘草片
其他	晕车晕船	晕车宁、晕车贴、白花油、双飞人
	跌打损伤	伤湿止痛膏、白药、红花油
	其他	酒精棉布、酒精棉球、创可贴、胶布

防 疾

❀ 用导引缓解"五劳所伤"

> 心之神发于目，肾之精发于耳。《道德经》曰："五色令人目盲，五音令人耳聋。"谓淆乱其耳目，即耗敝其精神。

通过眼睛的神采可以看出心气的盛衰，通过耳朵的听觉可以反映肾气的盈亏。《道德经》说："五色令人目盲，五音令人耳聋。"意思是说，目主视，耳主听，但视听均应有度，太过只会适得其反，淆乱耳目，耗敝精神。可以试着在观看演出的时候验证一下，当安静地坐在那里，尽情享受声色之乐时，人不会感到有什么不舒服；但当歌舞结束时，没有一个人不会感到身疲力倦，这就能领悟这个道理了。

久视伤血，久卧伤气，久坐伤肉，久立伤骨，久行伤筋，这是《黄帝内经》所谓的"五劳所伤"。老年人久坐、久卧是不能避免的，必须根据坐卧的情况来用导引的各种方法，使血脉流通，方可免除这一后患。

现代医学视野

不要长时间保持同一姿势！

从现代医学观点来看，"五劳所伤"是过度保持同一姿势，或过度使用身体同一部位而造成的伤害。身体健康是各项功能保持平衡的结果，过度使用某一功能，则会打破身体平衡，导致身体受到伤害。长时间用眼、长时间卧床、长时间保持坐姿、长时间站立，或者长时间行走，都容易造成身体损伤。所以日常生活里要适时地调节自己的状态，控制使用同一身体功能的时间，以避免"过度"带来的伤害。

❀ 背部要防风邪

> 五藏俞穴，皆会于背。夏热时，有命童仆扇风者，风必及之，则风且入藏，贻患非细，有汗时尤甚。

后背的膀胱经上有五脏对应的腧穴。夏天天气炎热时，有的老人让小孩给自己扇风，风必然会扇到背上，这样风就会随着穴位进入体内。**风一旦进入脏器，贻害是很大的，如果有汗的时候扇风，祸害就更大了。**如果天气太热，不能不扇扇子，就用自己的手挥扇，让风仅仅吹到脸上，这样就像是乘风而行，老人是可以承受的。老人静坐的时候，稍微有风吹来，便会觉得难受。这是因为运动属阳，而静坐属阴，面部属阳，而背部属阴。

瘟疫流行，是天地间不正之气形成的。它侵入人体时，大多是从口鼻而入，正如吴又可在《温疫论》所说的："呼吸的时候，外邪乘虚而入，进入人的表皮深处后，人就感染疾病了。"平时出入，稍微感觉有风，就要用衣袖遮住口鼻，这样也可以避免感染病疫。

从窗缝门缝吹来的风虽然很小，然而这风是受缝隙挤压下而吹进来的，是不一样的冷气，特别尖利，就像暗箭一样，常常在人没有防备的时候伤人，这样造成的伤害就更严重了。所以千万不要因为风小，而选择暂且忍耐。

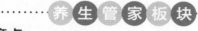

养生管家板块

护背的三个注意点

1.夏季老人应避免打赤膊，无论多炎热，都应穿着衣服，保护好腹部以及背部。

2.夏季吹空调、风扇时，尽量不要用背对着空调、风扇。如果真感觉炎热，可迎面而吹，既感觉凉爽，又不至于造成身体上的伤害。

3.如果背部已经受凉，则在添加衣物的同时，采取拔火罐或用热毛巾敷背的方式，来驱走背部的寒凉。

❀ 老人房事应顺应自然

> 老年断欲，亦盛衰自然之道，《损》之爻辞曰："窒欲是也，若犹未也。"自然反成勉强，则损之又损，必至损年。

男女之间的情欲是阴阳自然之道，就是《周易·系辞下》说的："天地阴阳二气交融，男女两性构精。"《周易·系辞下》又引用《损》卦的爻辞的话说，《损》的本质是减弱强盛的一方面，增强柔弱的一方面，因此在自然界中，不是没有损伤的。老年人断绝情欲，也是体力盛衰的自然现象，《损》卦的爻辞说"抑制欲望"就是这个意思。如果还没有断绝欲望而行房事，自然反而成了勉强，这样本就已经虚弱的身体又再损伤，必定会发展到损伤寿命。

❀ 夏季要避暑邪

> 酷热之候，俄然大雨时行，院中热气逼入于室，鼻观中并觉有腥气者，此暑之郁毒，最易伤人。

在酷热的天气突遇大雨降临，院子里的热气被逼入室内，鼻腔中像是有腥味似的，这就是暑气的郁毒，最容易伤人。《黄帝内经》说："夏天被暑邪所伤，到了秋天就会得疟虐。"这时必须立刻关上窗户，不要让暑气进入室内，等雨停后又要把窗户敞开，以散发室内的热气。另外，用冷水浇地面的时候，也会有暑气上腾，这时不要靠近它。

❀ 饭后急运动易致胃气堵塞

> 饱食后不得急行，急行则气逆。不但食物难化，且致壅塞。饥不得大呼大叫，腹空则气既怯。

吃饱后不能急着运动，那样气会上逆，不但会让食物难以消化，而且会导致胃气堵塞。就如《黄帝内经》所说的："秽浊之气在上，则会发生腹胀。"饥饿时不可以大声呼喊，腹内空虚，气血就衰弱，如果此时大声呼喊，就会耗竭气血，必然又会伤及肺胃。因为五脏都禀受胃部输送过来的血气，而肺脏又主一身之气。

❀ 正风伤人轻，虚风伤人重

『　凡风从所居之方来，为"正风"，如春东风、秋西风，其中人也浅。从冲后来为"虚风"，如夏北风、冬南风，温凉因之顿异，伤人最深。当加意调养，以补救天时。』

　　凡是风从自己所居的方向吹来的，都是"正风"，如春天的东风、秋天的西风，这类风即使伤人也很浅。从相冲方向吹来的风为"虚风"，如夏天的北风、冬天的南风，这样的风会让人身体的温凉感受顿时改变，对人的伤害是最严重的，受了这类风，应及时加以调养，以补救天时的不足。觉得寒凉，立即添衣；觉得闷热，不要马上脱掉衣服，可以退避到密室之中，避免虚风伤了身体。

　　冬天天地之气闭藏，血气潜伏，如果此时劳动出汗，阳气渗透外泄，就不能为来年春天的生发积攒所需要的阳气，这是导致生病的原因。春秋时节大量出汗，不要马上脱掉衣服。汗止了又必须马上更换衣服，否则湿气会侵入皮肤，也足以伤害身体从而导致生病。

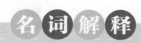

名词解释

冬藏

中医讲，春生、夏长、秋收、冬藏。冬主藏，冬天寒冷时，气血潜伏在体内，一定要藏好精、藏好阳、藏好神，如果这个时候过于劳作，身体出汗，阳气就会外泄，所谓"冬不藏精，春必病温"。也就是说，来年春天就会缺乏物质基础，造成免疫力低下，容易得病。

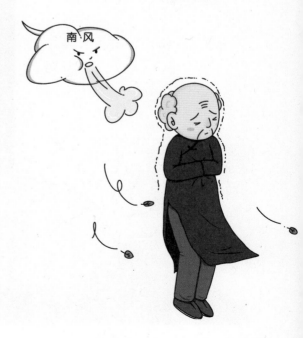

南风

❀ 防病细节需留心

『 酒后忌饮茶，恐脾成酒积。 』

　　被太阳晒热的石头不可坐，坐了恐怕会引发臀疮；相反的，坐在冰冷的石头上，恐怕会得疝气。汗衫不要在日光下曝晒，否则曝晒后穿上可能会导致长汗斑。喝酒后忌喝茶，酒后喝茶会在脾里形成酒积。耳朵受冻不可以用火烘暖，否则会生冻疮。眼睛昏花的时候不要洗澡，否则必然导致目障。这些日常生活的小细节，没办法全部细数出来，但老人都应该时时留意。

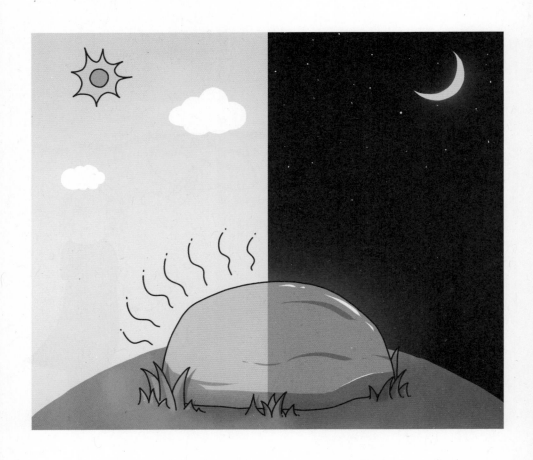

长寿老人这么说

生活中能够影响健康的不良习惯很多，老年人平时可以多留意健康、养生的话题，有意识地调整并养成良好的生活习惯，改掉不利于自己健康的坏习惯。如此一来，也能为身体免去很多不必要的伤害。

中医学视野

致病六邪知多少

六邪来源于大自然的六气，为风、寒、暑、湿、燥、热。六气正常运行情况下，是不会引起人体发病的。但如果人体抵抗力下降，不能适应气候的变化，六气便会表现出对人体有害的一面，即为六邪。

风邪	风是春季的主气，为阳邪。风邪容易侵犯人体上部和肌表，出现出汗、头痛、恶风、面部浮肿等症状
寒邪	寒是冬季的主气，为阴邪。寒邪外束，卫阳受损，就会出现恶寒；寒邪中里，直中脾胃或伤到肺肾之阳，就会出现身寒肢冷、下痢清谷等症状
暑邪	暑为夏季的主气，为阳邪。夏季是介于湿邪与火邪之间的季节，因此发热症状在夏季尤为常见。人感暑邪而病，则会出现高热、口渴、汗水、脉洪等症状
湿邪	湿为阴邪，湿邪伤人多见于长夏时期。夏天湿气重，故湿病多见于此时。人感湿邪而病，常见肢体沉重、酸困等症状
燥邪	燥是秋季的主气，燥邪伤人多见于秋季。燥邪大多从口鼻而入，其病时常始于肺胃。人感燥邪而病，常见口鼻干燥、皮肤干燥皲裂、干咳少痰等症状
火邪	火为阳邪，火邪伤人多见于炎夏。火邪伤人，常见发热、烦躁不安、舌红苔黄等症状。由于火有炎上之性，故心火上炎，则口舌糜烂；胃火上炎，则牙龈肿痛；肝火上炎，则目赤涩痛

慎 药

❀ 小病可以饮食疗养

『　　老年偶患微疾，加意调停饮食，就食物中之当病者食之。』

　　老年人偶尔有点不适患了小病，要特别注意调节饮食，选择可以抵抗疾病的食物吃。食物也应少吃，使腹中常处于空虚状态，这样经络中的气血才能运行通畅，元气才可以慢慢恢复，小病也会自己消去，这是老年养生的第一要诀。

　　药不对症的时候，服了也常常看不出有什么危害，于是大家都觉得行医很容易，因而做医生的人就越来越多了。却不知道，如果药不对症，病人就已经在不知不觉中受到了药的伤害。然而病人没有察觉，而医生也不自我反省。笔者认为小病自然可以不用药就能好，严重的病则用寒凉的药物来补益正气与攻逐病邪，但不可以轻易尝试。谚语说："不用服药而治好病才称得上是高明的医术。"这句话对于老年人来说尤为合适。

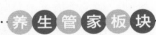
养生管家板块

老年人用药的四个原则

1.先食疗，后用药。

俗话说"是药三分毒"，所以能用食疗的先用食疗，食疗后不见效果可考虑用理疗、按摩、针灸等方法，最后再选择药物治疗。

2.先用中药，后用西药。

老年人多患慢性病或有老病根，一般情况下，最好先服用中药进行调理。

3.先以外用，后用内服。

减少药物对机体的毒害，能用外用药物治疗的疾病，优先使用外用药。

4.先用口服，后用注射。

药物针剂通过血液流向全身，最后进入心脏，直接危及血管壁和心脏。因此，能用口服药使疾病缓解的，就不必用注射针剂。

❀ 人参非百利而无害

> 愚谓人参不过药中一味耳，非得之则生，弗得则死者，且未必全利而无害，故可已即已。

病了有必须服用药物的，性味平和的药有很多，尽可以用来进行医治。一般人以为气血衰弱，无论攻与补都必须用人参。笔者认为，人参不过是药中的一种罢了，并不是吃了就能活，不吃就活不了，而且人参也未必只有益处而没有害处，所以能不用就尽量别用。如果病情诊断清楚了，必须用人参，就一定不能少，并不是说人参一定要戒用。

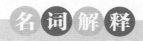

名词解释

性味

性味指药物的性质和气味，即四气五味。四气五味是中药药性理论的基本内容之一。四气指药物的寒、热、温、凉四种特性，又称四性。寒凉和温热是两种对立的药性，而寒与凉、热与温之间只是程度的不同。此外还有平性，即药性平和，平性药物是寒热之性不太显著、作用比较和缓的药物。五味原指药物的辛、甘、酸、苦、咸五种味道，后扩展为体现药物功能归类的标志。五味之外，还有淡味及涩味。

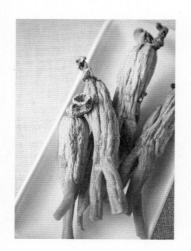

谁适合吃人参？

人参气味甘，微寒，无毒。可大补元气，补脾益肺，生津养血。现代研究表明，人参对中枢神经系统、内分泌系统有明显作用，可抗衰老，增强免疫功能，有抗癌作用，对糖代谢、脂代谢均有良性作用，确实是一味好药。

人参虽好，却不是人人都能吃，如伤风感冒者就不能食用人参；湿邪阻滞、舌苔厚腻、食化不积、腹泻便溏的人不宜用人参，等等。所以说人参不是所有人都适宜吃的，它主要适合年老体弱或是元气大伤的人服用。健康人、年轻力壮者不要无事便见人参就吃，而儿童与孕妇更要慎用。

认识人参

现在市场上的人参多为人工栽培，常见的人参有生晒参、白参、红参等。人参质硬而脆，断面平坦呈白色，有放射状裂隙。人参气香，味微苦而回甜。

白参外皮颜色一般为白色或黄白色，上端有较多断续环纹，根上可见加工时的点状刺痕。

红参外皮颜色一般为棕红色，主根及支根上有纵向皱纹，近根头部有细横纹。

✿ 做自己病情的有心人

> 凡病必先自己体察，因其所现之证，原其致病之由。

凡是生病，都必须先自己体察清楚，根据疾病出现的症状，推导致病的原因。从头到脚，寒热痛痒是什么情况？从早到晚，饮食起居又是什么情况？这样一来，病情就都清楚了，施治也就容易多了。至于诊脉，则是后面的事。所以治病不仅要靠医生详细地询问病情，更在于病人全面地告知自己的病情。

······ 养生管家板块 ······

十步让你成为自己身体的有心人

第一步：正常情况下，每年一定要做一次全身体检，以便疾病早发现、早治疗。

第二步：如感觉在短时期内记忆力下降特别快，而且还经常打鼾时要及时找原因。

第三步：定期测体重，如明显增加或减少都应查找原因。

第四步：观察体温，如有长期低热应及时就医。

第五步：照镜子时不要只看容颜，要看看舌头、唇色、面色。

第六步：刷牙时注意是否有欲呕的情况，牙龈是否出血。

第七步：洗澡时触摸一下身体有无包块，腋窝、腹股沟、颌下、耳后、锁骨上窝是否有肿大的淋巴结。观察一下皮肤，是否有按后不褪色的出血斑点。女性一定要检查一下乳房。

第八步：注意观察活动后是否有胸闷气短的现象。

第九步：注意饮食情况，特别能吃或食欲不振都应引起警惕。

第十步：身体是否有疼痛的地方，不管是骨关节还是脏腑，都应留心注意观察。

以上几种状况是与疾病的发生密切相关的，但是也不可能面面俱到，但主要的方面基本包括了。要想长寿，就应该学会随时观察自己，把握好自己的身体，这样才可以及时发现问题，及时进行治疗与调理。

❀ 老人用药需谨慎

> 同一药，而地之所产各殊；同一病，而人之禀气又异；更有同一人、同一病、同一药，而前后施治，有效有不效。

记载方剂药物的书，多的可以塞满整间屋子，而它们大都有其片面的地方，没有不自以为是的。笔者考察方书中最早的著作，没有比得上《黄帝内经》的，当中记载的方剂药物，本来就没有多少，如失眠服用的"半夏秫米汤"，腹部鼓胀所用的"鸡矢醴"，笔者试着服用，发现竟没有效果，其他的医书也就可想而知了。总之，同一味药，因产地不同而疗效有别；同一种病，因人的禀气不同也会表现不同；更有同一个人、得了同一种病、用了同一味药，因前后治疗，有的有效，有的无效。这说明，想在揣摩中求得用药良效，实在不是容易之事，这也是方药之所以让人不敢轻信的原因。

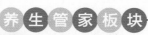

养生管家板块

老年人用药的五个注意事项

1.安眠药尽量少用。

长期服用安眠药可产生类似动脉粥样硬化性痴呆的现象，并伴有智力障碍。

2.止痛剂切忌长期使用。

这些药物不仅可以引发消化道出血，而且可以导致止痛剂肾炎，严重可引发肾功能不全及尿毒症。

3.注意药物的相互作用。

有些药物合并服用后不影响疗效，但是也有一些药物合并后会导致某种药性增加或失去疗效。因此老年人在就诊时，应向医生说清楚自己目前所服用的药物，以便医生开处方时避免使用抵抗性药物。

4.损害肾脏的抗生素慎用。

肾脏是药物排泄的重要途径，所以对肾脏有损害作用的药物如链霉素、卡那霉素、庆大素等抗生素，切记要慎用。

5.用药的简单、个体化原则。

老年人用药应尽可能简单，品种不宜过多，剂量不宜过大。

❀ 在起居饮食上调养防病

『　　愚谓：以方药治未病，不若以起居饮食调摄于未病。』

《本草》所记载的药品，每天服用有延年益寿、长生不老的效果，这不过是极大夸大了它的效果而已，如若不信，自己以身一试，就知道了。虽然药物可以扶衰补弱，但是与其得了病再治疗，不如在没得病的时候对身体进行调养。笔者认为，**用方药来预防疾病，还不如重视在起居饮食上的身体调养来得好。**

凡是感染了风、寒、暑邪的人，当时不一定会马上发病。《黄帝内经》说，外邪侵袭人体，常在不知不觉中，然而身体感受风、寒、暑邪时，没有自己感觉不到的。病虽然还没有出现，但马上增添衣服，喝热饮，使自己微微出汗，外邪也可以随汗出而解。《道德经》说："只有担心会生病，才能不生病。"

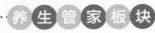

养生管家板块

老年人用药的四大误区

1.滋补药物都适合自己。
人体是一个平衡的营养系统，擅自服用滋补药物容易打破身体营养平衡，反而对身体不利。

2.民间流传的偏方、秘方都可信。
不要盲目相信偏方、秘方。民间流传的偏方、秘方的确有对症的功效，但是它们也有南北、人体区别，适合别人的偏方、秘方未必适合自己。

3.吃名贵药物一定对身体好。
药物并不是衣服、装饰品，越贵越好，药不在贵，只要对症就好。而名贵药如果不对症，不仅浪费了金钱，对身体的不良反应往往也比较大。

4.别人吃的调补中药有效，对自己也一定有用。
老年人的体质以虚证为主，但虚证有阴虚、阳虚、气虚、血虚之不同，所以所用的滋补药物和方剂也有很大区别，只有针对每个人的具体情况调补阴阳气血，才能起到防病治病、增强体质的作用。

食物宜以清淡为主

> 病中食粥，宜淡食，清火利水，能使五脏安和，确有明验，患泄泻者尤验。

病的时候吃粥，宜吃清淡的，这样可以清火利水，能使五脏安和，笔者试验过，发现确实有效，对于腹泻患者尤为灵验。《黄帝内经》说："胃阳衰弱就会生各种疾病；脾阴足够，所有邪气就不能侵害身体。"脾胃是人后天的根本所在，老年人更应该把调养脾胃作为首要。

长寿老人这么说

在本书第5章可以找到适合你的养生粥谱。

安心是一剂良药

> 程子曰："我尝夏葛而冬裘，饥食而渴饮，节嗜欲，定心气，如斯而已矣。"盖谓养生却病，不待他求。

北宋思想家程子说："我曾经夏天穿葛布衣，冬天穿裘皮衣，饿了就吃，渴了就喝，节制自己的食欲，安定心气，如此而已。"这大概是说，**养生祛病，不需要求取其他方法，只要定心就足够了**。然而安定心气，实际上却是最难的事情，也是最重要的事情。苏东坡有诗说："安心是药更无方。"

炼丹人所谓的有延年益寿的丹药处方，最容易迷惑人。吃了不仅没有效果，反而必定会突然得病。这些药大都是金石烧炼而成的，所以药力非常峻猛。《列子》说："人类秉承生命形成人体时，制约生命的东西就产生了，药石能比得过吗？"有人问程子关于长生之道，程子说："比如一炉火，放在风中，它就会烧得更迅猛，放在密室，则燃烧得缓慢。所以可知，人只可以活得长寿些，不可能长生不死。"老年人唯一应当谨慎守住的就是炉中的余火，不要放在风中就行了。

消 遣

❀ 饭后不宜写字作画

『 笔墨挥洒，最是乐事。 』

　　写字作画，是人生最快乐的事。素来擅长书画的老年人，兴致起时，不妨偶尔写写画画。笔者认为，写字必写草书，作画必画兰竹，这样才能率意随性地纵横挥洒，抒发自己的性情和灵感，而不受到任何拘束。刚刚吃饱的时候不可以提笔，因为低着头靠在桌案上会阻碍胃气的疏散。如果因为应酬不得已饭后提笔，反而会影响健康。

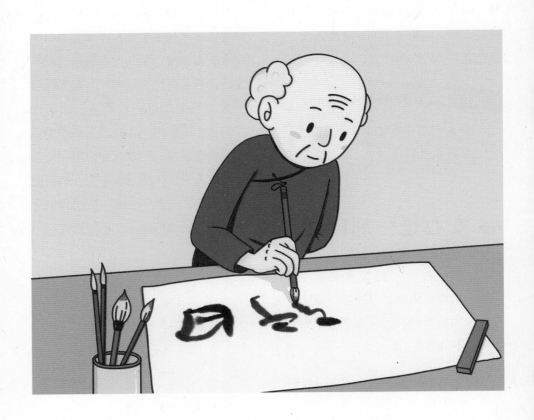

❀ 观棋听琴赏书画

『 幽窗邃室，观弈听琴，亦足以消永昼。 』

下棋可以消遣，但容易动心火；抚琴能养性，但容易磨损指甲。如果平时就擅长下棋抚琴，可以不用自己去做。在幽静深远的房间里，观棋听琴，也足够消遣漫长的白天了。

会作诗的老人偶尔想到佳句，展纸写下，和一两位老朋友共同欣赏，不去计较是否作得好，只要自得其乐就可以了。如果定题作诗或是和韵，未免还得动一番脑筋。至于在画像上题诗，撰写寿语或挽联，一概不应该为此屈从私情而作。

书法名画是古人手迹的遗存，也是古人精神寄托的地方。在明亮的房间里，在洁净的桌案上展开书画欣赏一遍，就像是与古人对话交流仔细观赏书画中的奥妙，到了心领神会的时候，自然会有一番悠然自得的趣味在这其中。

中医学视野

音乐也能调养身体？

在中医心理学理论中，音乐可以感染、调理情绪，进而影响身体。生理学上，当音乐振动与人体内的生理振动相吻合时，就会产生生理共振、共鸣。这就是"五音疗疾"的身心基础。

中医认为，"天有五音，人有五脏，天有六律，人有六腑"。于是在《黄帝内经》中便记述了"宫、商、角、征、羽"这五种不同的音阶，并进一步将它落实到五脏，就出现了"脾在音为宫，肺在音为商，肝在音为角，心在音为征，肾在音为羽"。

经研究证实，音乐确能促进消化液的分泌和吸收功能。从脏腑学说来讲，五音合五脏。从五行学说理解，心属火、脾属土，则根据五行生克规律，火能生土，所以心感受音乐能对脾胃产生影响。其他各脏器的原理也基本如此，都是通过音乐所产生的精神意识活动来使"五脏以应五音"的。

❀ 观花鸟以陶冶性情

> 闲佗时观鱼之乐，即乐鱼之
乐。既足怡情，兼堪清目。

庭院种了数十种花草树木，不求名花异草，只要一年四季都有盛开的就好。老人可以每天自己灌溉花木，既能怡情养性，又可强身健体。观赏花木欣欣向荣的生意，欣赏其开落的变换风景，如此赏心悦目，没有什么可以超过这种乐趣的了。

鹤是一种野鸟，性情却闲散安静，园地宽阔的地方就可以蓄养。鹤来去饮水啄食，任它自由自在地生活。面对这样的鹤，人的烦躁情绪也会随之而顿时消散。如果用笼子养画眉，在架子上养鹦鹉，不仅显得特别庸俗，而且调护也十分麻烦，这样岂不是反而给自己添了一个负担？

在台阶前放上一个大缸，贮满水，养几条金鱼，让金鱼在水缸里自由地沉浮游动，不一定要大池塘才可以观赏。闲暇的时候站在鱼缸旁观鱼，自己也会感受到鱼的快乐。这样既能陶冶性情，也能够清净眼目。

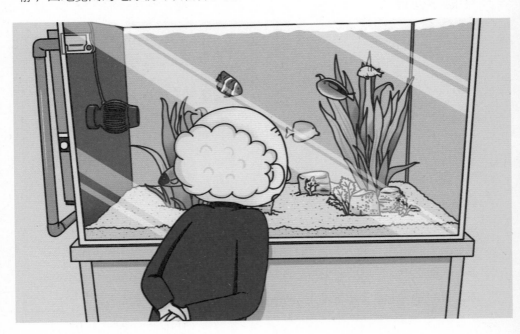

❀ 适度劳动，可疏通气血

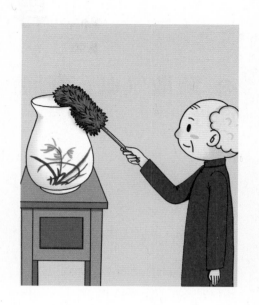

「 拂尘涤砚，焚香蒸茶，插瓶花，上帘钩，事事不妨身亲之，使时有小劳，筋骸血脉，乃不凝滞。 」

拂尘洗砚，焚香蒸茶，插瓶花，挂帘钩，这些**小事不妨亲自去做，使身体时常有小的劳动，如此筋骨血脉才不会凝滞**。正所谓流动的水不会腐朽，门户的枢纽时常转动就不会出现虫蛀。

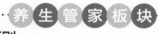

养生管家板块

老年人劳动的10个原则

1.养成劳动的习惯。

2.只在心情舒畅的情况下劳动。

3.劳动量宜小不宜大，劳动时间宜短不宜长，力所能及即可。

4.劳逸结合，劳动和休息要得当，不能久劳不休，或久休不劳。

5.要避免过多的日晒风吹、冷暖失调。

6.劳动前要做好充分的准备。如安全防护措施、补充水分等，有高血压、心脏病等慢性病的老年人还要带上药。劳动前期准备不完善时，不要仓促去劳动。

7.生病时，不勉强劳动。

8.要讲究劳动环境卫生。

导 引

❀ 疏散气血，舒展筋骨

『 导引之法甚多，如八段锦、华佗五禽戏、婆罗门十二法、天竺按摩诀之类，不过宣畅气血，展舒筋骸，有益无损。 』

导引的方法有很多，如八段锦、华佗五禽戏、婆罗门十二法、天竺按摩诀之类，**这些方法都是用来疏散气血、舒展筋骨的，对身体有益而无害。**这里选择老年人容易实行的导引方法附录于下，分卧功、立功、坐功三项。至于叩齿咽津的方法，自己任意去做就可以了。炼丹药之人的炼丹说都属于旁门左道，大家不要受它迷惑了。

名词解释

导引

导引是古代的一种健身养生术，是由意念引导动作，配合呼吸，由上而下或由下而上进行运气，呼吸俯仰，屈伸手足，使血气流通，促进健康。导引常与服气、存思、咽津、自我按摩等相配合进行。导引早在春秋战国时期就已非常流行，被当时的医家所重视。后来被道教继承发展，成为道教的修炼方法之一，认为导引有消水谷、除风邪、益血气、疗百病以至延年益寿的功效。

长寿老人这么说

导引时的呼吸运动又称为"吐纳"，即吐故纳新。通过腹部缓慢而有节奏地吸气、呼气。每次可练习15~20分钟，每日数次，这对老年性肺气肿及腹部脂肪沉积者都有好处。

❀ 仰卧导引有五法

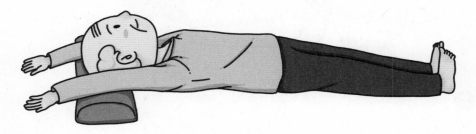

1 仰卧，将两腿伸直，竖起脚趾，将两臂平行于地面向上伸，伸直十指，用力向下压，左右紧身，如此重复数次。

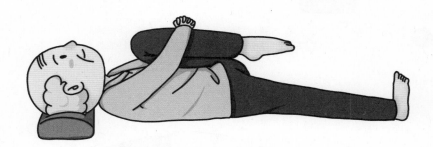

2 仰卧，右腿保持伸直不动，将左腿向上弯曲，尽力贴近上半身，然后两手用力将左腿向右攀，攀至右肋下。然后换右腿，方法相同，双腿轮流进行数次。

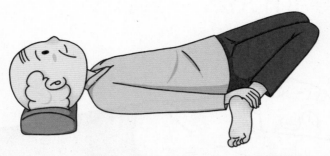

3 仰卧，将两膝略微竖起，保持两个膝盖并在一起，两脚向外，用两手攀两脚，用力向外攀数次。

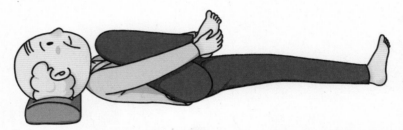

4 仰卧，左腿保持伸直不动，将右腿弯曲，用两手兜住右脚，用力向上抬，将膝盖抬至胸部，保持一会儿；然后将左脚兜住，方法与右脚相同，双腿轮流进行数次。

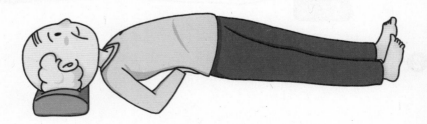

5 仰卧，头靠在枕头上，将两腿伸直，两手放于背后，握住大拇指，两肘支撑床上，将腰部微微抬起，摇动数次。

✿ 正立导引有五法

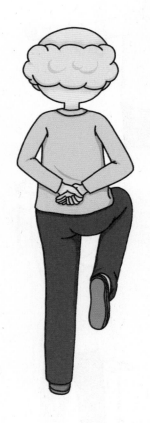

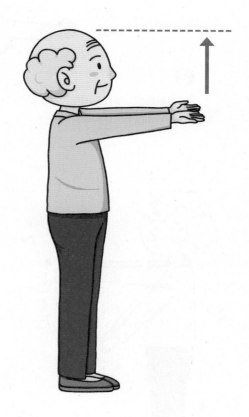

1 身体正立，两手交叉放在背后，将右腿抬起，在空中摇摆数次；然后换左腿在空中摆动，方法与右腿相同，两腿轮流进行。

2 身体正立，头部向上仰起，挺胸，双臂向前伸直，两手相并掌心向上，然后向上抬起，就像抬重物一样，抬到与头部齐高的位置。如此反复数次。

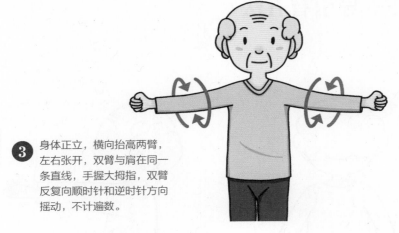

❸ 身体正立，横向抬高两臂，左右张开，双臂与肩在同一条直线，手握大拇指，双臂反复向顺时针和逆时针方向摇动，不计遍数。

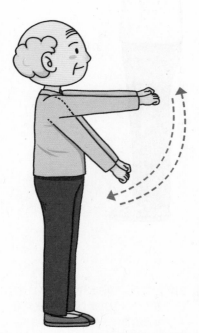

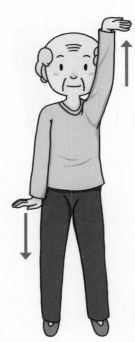

❹ 身体正立，两臂垂放于体前，接近腹部，手握大拇指，像提起百斤重物那样，上下耸动双肩，带动双臂运动，做数遍。

❺ 身体正立，伸开手掌，一只手臂挺直向上，好像托起重物一样，而另一只手臂挺直向下，好像压住重物一样，然后左右两手轮流进行。

打坐导引有十法

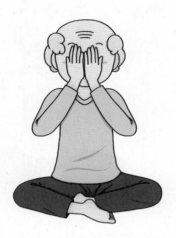

1 盘腿打坐，擦热两掌，然后像洗面一样，擦拭眼眶、鼻梁、耳根各处，以面有微热感为度。

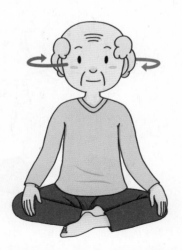

2 盘腿打坐，伸直腰板，将两手分别放在两个膝盖上，眼睛随头部的转动而左右观看，就像慢速度的摇头一样，如此重复数十遍。

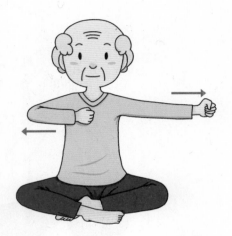

3 盘腿打坐，伸直腰板，双臂用力做出拉弓的姿势，左右两臂轮流互相去做，如此重复数次。

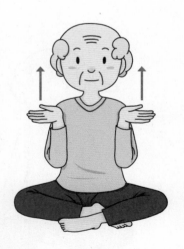

4 盘腿打坐，伸直腰板，将两手的掌心向上，挺肘用力，双臂一齐向上托，好像托住百斤重物，如此重复数次。

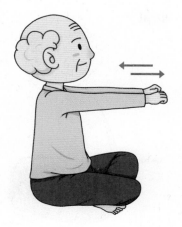

5 盘腿打坐，伸直腰板，两手握大拇指作拳，向前用力，做出捶打物体的姿势，这样做数遍。

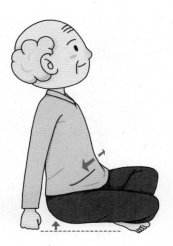

6 盘腿打坐，两手握住大拇指成拳状，向后托住实坐的地方，借助双臂的支撑将臀部微微抬起，将腰部摇摆数遍。

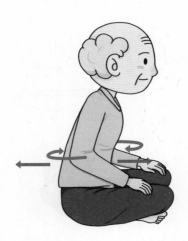

7 盘腿打坐，伸直腰板，将两手放在膝盖上，向前、向后扭动腰部，然后向左、向右扭动，全身用力，轮流进行，不计遍数。

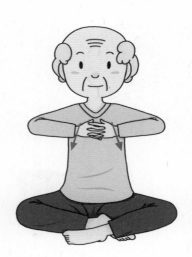

8 盘腿打坐，伸直腰板，将两只手十指交叉，两肘拱起，手掌按在胸前，然后慢慢反掌推出，再正掌挽回，这样重复数次。

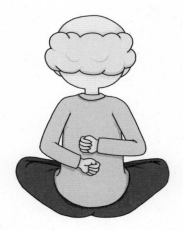

9 盘腿打坐，两手握住大拇指呈拳状，双拳背到后面捶打背部和腰部，之后再回到前方，左右交叉捶打双臂和腿，直到感觉舒服为止。

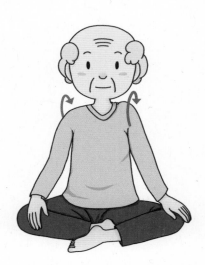

10 盘腿打坐，两手按住膝盖，左右肩前后交替扭动，就像转动车轮一样，使关节发出响声，以背部感觉微微发热为度。

Part 3
防疾，
全在细微之处

北宋文学家欧阳修说：
"夫祸患常积于忽微，而智勇多困于所溺，
岂独伶人也哉？"

书 室

❀ 光线明暗要适中

> 《洞灵经》曰："太明伤魂，太暗伤魄。"

学习不能因为人老了而荒废。平时浏览图书，正好可以借此来消遣闲暇时间，那样就可以整天待在书房不离开了。书房取朝南的位置，可以充分利用阳光。**《洞灵经》说："光线太亮容易伤魂，太暗了会伤魄。"**笔者认为，魂属阳，是人的所有阳气精华；魄属阴，是人所有阴精所在。这里所说的"伤"，用目光就可以验证。如果从太明亮的地方走去暗处，眼睛就会变得昏花，这就是伤了阳；如果从太暗的地方走到明亮的地方，眼睛就会眯起来，这就是伤了阴。《吕氏春秋》又说："房间大，阴气就多，阴气多则人会萎靡不振。"痿，说的是人的肢体松懈、而心神涣散的状态。

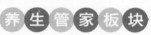

养生管家板块

现代书房的光线学问

现代书房的光线主要讲究两个部分，一部分是自然光，另一部分是灯光。书房应选择采光较好的房间，如此一来，在天气晴朗的时候，便可以就着自然光看书。如果光线过强，则可以使用纱窗帘等可滤去部分光线的窗帘对强光进行过滤。

室内光源又分为主体照明和书桌上的照明，其中尤为重要的就是书桌上的照明了。选择台灯不要以台灯的包装广告语为依据，而是应从卖场的光源、亮度、颜色三个方面对台灯的影响进行考察。

选择台灯要注意以下四点：

1.光源面较大的，照明区域较大的为宜。

2.台灯的亮度最好控制在300至500流明范围为宜。

3.灯光颜色选择偏暖的为宜。

4.选购具备中国质量认证中心认证的台灯。

❀ 设置窗帘以挡风

『 《内经》曰："风者，百病之始也。"又曰："古人避风，如辟矢石焉。" 』

书房的门口，在秋冬季节应当垂下幕布，在春夏季节则垂下门帘，这些都是为了挡风而设置的。晴天暖和时，可以用钩把幕帘卷起来，以汲取阳光。**《黄帝内经》说："风邪是百病的起源。"**又说："古人避风，就像是避开箭石一样。"古人用这样严重的话告诫人们，应当随时随地，留意并避开风邪。

秋天的凉气还很微弱，垂下幕布似乎有点儿过于严密，可以在疏密之间斟酌，将帘子放在里面，蓝色轻纱放在外面，制成双层的门帘。日光掩映，青翠之色映照在床榻几榻上，就如唐代人许浑诗中所说的"翠帘凝晚香"，会让人觉得心旷神怡。

长寿老人这么说

冬天可用密封条将门窗的缝隙处理好，夏天则要注意穿堂风，避免南北窗户同时打开而形成对流。

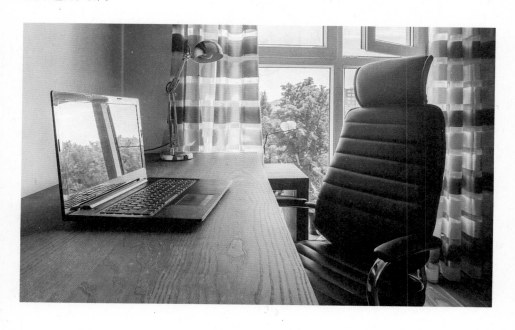

❁ 书房要每日清扫

> 虽室本洁净，勿暂辍，否则
> 渐生故气，故气即同郁蒸之气，
> 入于口鼻，有损脾肺。

每天清晨，把窗户打开，把屋子打扫一遍。**虽然书房本就洁净，但也不能停止这项打扫工作，否则书房就会慢慢滋生陈腐的气息，从口鼻而入，就会对脾肺有损伤。**这是因为脾开窍于口，而肺开窍于鼻。古人打扫屋子必先洒水，但洒水产生的湿气会日积月累，似乎也不妥当。寒冬取干雪撒地再扫最好。平时把被水微微湿润的木屑撒在地上，也能黏住地上的灰尘，不让灰尘在空中飞扬，这样就会更加干净了。

长寿老人这么说

曹庭栋老先生提到的清洁书房的方法虽然已经不再适用我们如今的书房，但他保持书房清洁的养生思想，对如今的书房养生仍旧具有指导意义。

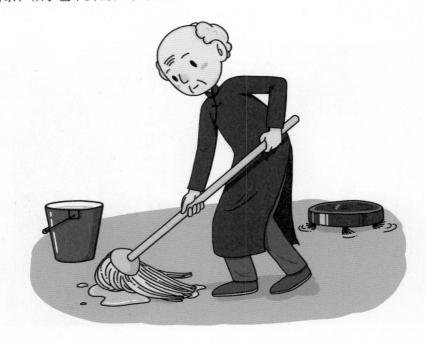

书房要通风防潮

> 卑湿之地不可居。《内经》曰："地之湿气，感则害皮肉筋脉。"

人不可以在低洼潮湿的地方居住。《黄帝内经》说："如果感受到地上的湿气，就会使皮肉筋脉受到伤害。"地砖铺了很多年，就会有湿气向上渗出，因此必须换上新瓷砖。铺上木板，湿气就会减轻一些，板上还可以铺上毡子，不但行走柔软，而且毛毡还能吸走湿气。《春秋左氏传》里记载，晋平公患病，秦伯派医和给他看病，下了"雨淫腹疾"的诊断，意思是人感染了雨湿之气，因而造成了泄泻。因此梅雨时节，人尤其应该远离湿气。

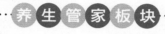

养生管家板块

房间除湿的五个方法

如果书房里湿气重，不仅人容易生病，书也很容易受潮而发霉。因此，保持书室的通风及适宜的湿度，不论对老人，还是对书籍，都非常有必要。防潮除湿的5个实用的方法：

1.间歇通风法。

梅雨季节要通风时，应该把上风方向的门窗关闭，只开启下风方向的门窗，以减少水汽进入室内。等到天气转晴时，就打开所有的门窗通风。

2.关闭门窗，用空调除湿。

开启空调的除湿档，抽取空气中的湿气，也是室内除湿的方法之一。

3.放置一些干燥剂。

干燥剂是一种常用的除湿物品，因为它对水汽有吸附作用，所以应用非常广泛。

4.被雨水淋湿或水洗的衣物，尽量不要放在室内。

书房里应该保持干燥，不能随便就有水进入。

5.专业的家用除湿机。

比起空调除湿来说，专用的除湿机效果更显著。在冬天使用时，除湿机不仅能排除空气中的水分，还能提升室温。

书 几

❁ 好书桌要这么挑选

> 书几乃陈书册、设笔砚，终日坐对之，长广任意。而适于用者，必具抽替二三，以便杂置文房之物。

书几，也就是书案、书桌，其式样有多种，并不唯一。**书桌是陈放书**册、摆放笔砚，终日坐对着的，长度和宽度任凭己意。而要适合使用，一定要有两三个抽屉，以便放置文具、杂物等。另外，抽屉不可太深，最好不要超过2寸，太深了未免会占下面的空间，坐下的时候也会碍着膝盖。或者把抽屉设置在书桌的两侧，空出坐的位置，那么抽屉深浅都可以了。

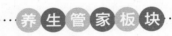

养生管家板块

好书桌要这么挑选

1.书桌要有一定的厚度，能承受一定的重量。

老人的书桌上通常会摆放不少书籍，喜欢书法的老人还会摆上笔墨纸砚。所以，要选择能承压的书桌。

2.书桌最好要宽大。

桌子上除了放置文房四宝，还可能需要放置一些生活用品。因此就需要宽大的桌面来让老人有足够的空间，笔墨挥洒之余，还能顺手端起茶杯喝上两口。

3.书桌最好不要有棱角。

有棱角的家具对骨质脆硬、缺少缓冲能力的老人来说无疑是个潜在的危害。所以书桌要选择以圆滑的线条收边的。

4.抽屉最好在书桌的旁边并且高度适中。

最好是坐着就能随手摸到，站起来也不用弯腰。

书桌材质选购须知

> 檀木瘿木，作几极佳，但质坚不能收湿，梅雨时往往蒸若汗出，惟香楠无此弊。

用檀木、瘿木来做书桌极好，但是两者皆质地坚硬不能吸收湿气，到了梅雨季节，往往会有蒸出的湿气如汗一样冒出，只有香楠木没有这个弊端。有人给书桌涂上一层漆，仍然免不了这一弊端。有黑色退光漆书桌，就是杜甫诗里所说的"拂拭乌皮几"的乌皮几，口鼻呼吸时，桌面就浮出水汽，手接触后留下痕迹，湿气既黏纸又污染书籍，所以不适合用来制作书桌。

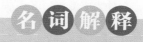

瘿木

瘿木又称为影木，"影木"指的是木质纹理特征，并不专指某一种木材。它泛指所有长有结疤的树木。结疤也称为"瘿结"，生在树腰或树根处，是树木病态增生的结果。因为是树木的病态增生，所以产量小，因而比较珍贵，也不是普通人家可以用得上的木材。

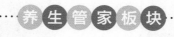

书桌材质选择须知

上面介绍到的几种材质都是如今较为珍贵稀缺的材料，不是一般百姓用得上的。那么普通家庭又该选择什么材质的书桌为佳呢？

现在家具市场的书桌材质主要分两大类：一类是实木的，另一类是合成材料的。从品质上说，实木的要优于合成材料的。实木又分多种，如水曲柳、橡木、樟子松、胡桃木等，都可以选用。比较高档是红木，红木包括上文中提到的檀木，所以红木书桌在市面上也是价格不菲的。不过市场上的很多红木都是以次充好的假冒伪劣产品，所以购买时更需要打起十二分精神。合成材料一般是高密度板、实木颗粒压缩板、塑料板、胶合板等，因为价格便宜，工艺简单，生产流程短，所以是家居市场的主力。

❀ 桌下备张滚脚凳

> 　　脚心为涌泉穴，俾踏处时时转动，心神为之流畅，名滚脚凳。

　　书桌下的脚踏矮凳，是坐时的必需品。凳的制作，大多都面作长木，仅供脚踏而已。应当将其削圆，两头做宽，就像井上汲水的辘轳一样可以转动。

　　脚心就为涌泉穴，让脚踏在滚脚蹬上，可以时时转动，心神也会因此而流畅，这种凳称为"滚脚凳"。也可以在书桌腿下四周镶成辘轳样式，宽度和书桌的面一样，这样就会觉得脚踏的地方更舒适了。

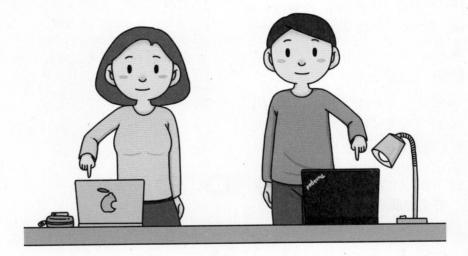

养生管家板块

涌泉穴

涌泉穴位于足底的前1/3处，屈脚趾时的凹陷处便是。涌泉穴是足少阴肾经的首穴，肾经之气都由此涌出灌溉全身，相当于是肾经的源头。经常按摩涌泉穴，可增精益髓，补肾壮阳，畅通气血。涌泉穴主治失眠、精神怠倦、腰腿酸软等症状。

❀ 使用书桌注意防凉

> 大理石、肇庆石，坚洁光润，俱可作几面，暑月宜之。冬月以毡铺几，非必增暖，但使着手不冷，即觉和柔适意。

大理石、肇庆石，坚固干净且润滑，都可以用来做书桌的桌面，夏天最适合使用。又有用西洋玻璃作为书桌桌面的，用檀木镶边，再用锡做方池承在玻璃下，养一些金鱼和荇藻在里面，静观金鱼可以忘记暑热。

冬天把毛毡铺在桌面上，不是靠它增暖，而是为了使手放在桌面时却不觉得冷，感觉柔软适意。苏辙有诗说："细毡净几读文史。"《汉旧仪志》说："冬天在书桌上铺上绨锦，叫作绨几。"那么铺毛毡便可以称其为"毡几"。夏天铺上竹席，《尚书·顾命》说："铺上几层笋席。"注：笋席即竹席。古代以两重竹席作坐垫，现在铺在书桌上是取其凉滑的优点。竹席镶上边，边上垂下几寸檐，就不会移动了，这也可以作为书桌的装饰。

❀ 向着明亮之处就座

> 《记·玉藻》曰："君子居恒当户。"谓向明而坐也。

《礼记·玉藻》说："君子的居处要永远对着窗户。"意思是向着明亮的地方就座。

凡是摆放书桌，要朝向南，偏靠在东面墙壁为当。常常有向南的房子，设书桌面向西，这样摆设的优点是写字时手对着阳光，使光线充足，当然这可以因人因事而异。选择书桌摆放的位置，不要拘泥于古法。

笔者曾做过一首诗《自题书室》："萝薜缘墙松倚天，园居爱此最幽偏。面西一几南窗下，三十年来坐榻穿。"回忆自二十八岁起，便居住在此屋，到现在，已快五十年了，书桌、卧榻都从没更换过。

坐 榻

❀ 古代卧榻与坐榻

『　　有卧榻宽而长者，有坐榻仅可容身。服虔《通俗文》曰："榻者，言其塌然近地也。"常坐必坐榻乃适。』

　　有卧榻宽而长，也有坐榻小到只可以容纳身体。东汉经学家服虔在《通俗文》说："榻，使人身体落陷而接近地面。"**经常就座，一定要在坐榻上才舒服。**唐代诗人元稹有诗说"望山移坐榻"，是指坐榻轻到可以随便移动的程度。因为坐榻后有靠背，旁有倚靠的扶手，因此世人通常称其为椅子，也叫"环椅"。椅面上的垫子要厚，冬天用小被褥作为靠背，下面连着椅垫铺好，若是皮制的椅垫则更好。

　　卧榻也可以坐，盘腿打坐，对于养心静神最有效了。背部没有倚靠，可以在墙边放一个竖垫，里面装上灯草，这样坐着就不会下坠了。旁边没有扶手，可以左右放一个隐囊，这样就和有背靠和扶手的椅子一样了。隐囊类似于枕头，但高于枕头，民间称之为靠枕。《颜氏家训》说："梁朝最繁荣的时期，各个贵族子弟，坐的是棋子那样的褥子，背靠的是真丝靠枕。"

　　环椅上面有靠有倚，盘膝而坐最为合适。但因为空间有限，不能放下膝盖。这样就需要另外准备一张小凳子，与椅子的高低相同，并在椅子前面，上面用褥子铺着，坐上去特别宽敞平坦，这样搭配在冬天最为合适了。偶尔想正坐，可以去掉凳子，也是十分方便的。

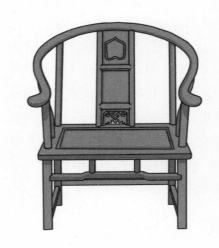

❀ 醉翁椅与飞来椅

> 有名醉翁椅者，斜坦背后之靠而加枕，放直左右之环而增长。有名飞来椅者，卧榻上背靠也。

有一种**醉翁椅**，可以将后背倾斜，再加上一个枕头，还可以将左右的扶手放直以增加长度。坐的时候可以伸开两脚，分别放在左右两边，头枕着枕头，背斜靠在椅背上，虽然是坐，但却像睡觉一样。偶尔疲倦时，可以就这样休息一会儿。

有一种**飞来椅**，就是在卧榻上加了背靠，用木头做框架，再用藤条穿起来，没有面没有脚，像镜架的样式。它的顶端呈圆形，像一个枕头，可以当枕头用；后面有横杆架起，设计成高低几级，可根据需要随意调节，似乎与竖垫相类似，但各有各的用处。

长寿老人这么说

像曹庭栋老先生说的醉翁椅在今天就很普遍了，类似于市场上常见的躺椅。

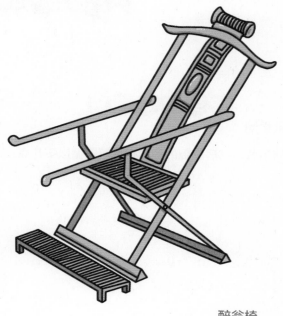

醉翁椅

❀ 设置屏风以防风

> 安置坐榻，如不着墙壁，风
> 从后来，即为贼风。

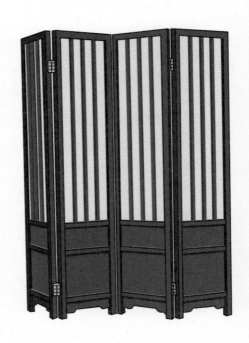

　　安置坐榻，如果不靠着墙壁，风易从后面吹来，这就是贼风。为防贼风偷袭，可以制作一面三扇屏风，中间一扇高，两边两扇低，总宽度不超过3米，围在坐榻的后面，这就是山字屏。因为这屏风类似一面墙，又像是一张大纸，所以就有人在上面写字作画。南宋诗人陆游就写诗说到了山字屏，在不少的古装剧中也经常能见到它。可以在屏风上面书写座右铭或粘贴格言。

········· 养生管家板块 ·········

书房座椅的防风学问

为了避免风邪侵袭后背，书房座椅的放置布置可遵循以下几点：

1.座椅尽量靠墙放。

2.座椅后添放一张屏风，以阻挡风邪。

3.老年人的椅子最好能有个靠垫，这样就能在后背和椅子之间形成一个保温层。

❀ 老人座椅巧挑选

《老老恒言》中提到的各种古代书房座椅各有千秋，但现代座椅样式繁杂，什么样的才适合老年人呢？

■适宜老年人的座椅：

1.老年人的座椅应后有靠背，两侧有扶手，这样既舒适又安全。

2.椅子高度应该比从足跟到膝盖的高度矮1厘米。这样，老年人在坐着的时候，双足正好平放在地面上，膝关节也刚好维持在90°角左右，踝关节能保持在自然下垂的休息状态。

3.椅子要适度柔软，如藤椅的软硬度是比较适合老年人的。

4.若能选择冬天也不会感受到凉意的座椅则最佳。如果没有合适的，也可以选择在冬季添加棉坐垫于座椅上就座。

■不适宜老年人的座椅：

1.不宜坐过软的沙发，长时间坐过软的沙发易引起腰腿痛。

2.不宜坐可调节的活动椅及摇摇椅等。

3.不宜坐太轻的椅子，这类椅子的稳定性较差，对于老人而言，存在着一定的安全隐患。

4.不宜经常做硬板凳。

5.过于现代化设计，但不符合人体工学椅也不适合老年人常用。

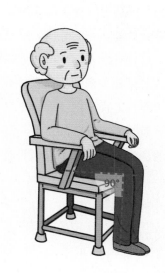

长寿老人这么说

如果椅子太低，老年人站起来时动作就会比较大，容易因重心不稳而摔倒。而长时间屈曲膝关节，还会使老年人的膝关节骨性关节炎病情加重。如果椅子太高，则身体重量的压力集中于大腿部分，使大腿内侧血管受压，易造成小腿肿胀，还会使腰部容易疲劳，造成腰痛。

杖

❀ 以手杖借力行走

『 杖曰"扶老"，既可步履借
力，且使手足相顾，行不急躁。』

手杖又叫"扶老"，既可以在步
行时借力，而且可以使手脚相顾，走
起路来不会急躁。它的长度要高过头
一尺多，这样在出入门户时，如果遇
到障碍，可以停下来留心检查。看起
来虽然不是很方便，但《荀子》说：
"便利，就是不方便中的方便。"从
中可以看出，古人制作手杖，是有深
意的。

《礼记·王制》说："五十岁的
时候在家用杖，六十岁的时候在乡里
走动用杖，七十岁的时候在国内走动
用杖，八十岁的时候上朝也用杖。"
在礼仪规定的场合里可用，尽管使用
就可以了，不要勉强自己跟年轻人一
样，把手杖闲置不用。

❀ 藤制竹制两相宜

『 杖用竹，取其轻而易举，
故扶杖必曰"扶邛"，亦曰
"扶筇"。』

用竹子制作手杖，是取竹子轻便
易举的特点，因此扶杖叫"扶邛"，
也叫"扶筇"。按：邛竹，出产在蜀
地的邛州，根部有三个分杈的为佳
品。又有竹节像鹤的膝盖一样高的竹
子，出自蜀地的叙州，叫"筇竹"。
竹子的种类虽然不一，但只有质厚坚
韧的才能拿来使用。藤也可以制作手
杖，以产自两广的为佳品。有人说藤
不如竹，因为藤比较重；也有人说竹
不如藤，时间长了就容易变脆易折。
凡物没有十全十美的，大概就是这个
意思。

❀ 古杖尖锐以防滑

> 杖之下，须以铜镶，方耐用，短则镶令长二三寸亦可，下必微锐，着地不滑。

《周礼》记载："伊耆氏掌王之齿杖"，说的是赐给老者手杖。《后汉书》记载："老百姓到了七十岁就可以授杖，杖的顶端以鸠鸟为装饰。"鸠鸟，吃食不噎的鸟。这是取老人饮食不噎、顺利下咽的意思。笔者曾经见过一个旧铜鸠，上面朱翠斑斓，的确是汉代手杖顶端之物，因为古代是用铜做鸠鸟的。笔者认为用玉雕琢，或用香木雕琢都可以，不一定要用铜。杖的底端，必须用铜镶嵌才耐用，短的镶二三寸长就可以了，拐杖底部必须稍微锐利一些，这样着地时才不会滑倒。

❀ 短杖非杖为拐也

> 近时多用短杖，非杖也。其长与腰齐，上施横杆四五寸，以便手执，名曰拐。

近来人们常用的短杖，不是上面所说的手杖。它的长度只和腰齐平，顶端是四五寸长的横杆，以便手拿，名为"拐"。选用老而坚硬细致的梅树、拓树条来制作拐棍，有天然分杈，方便手执的树条最好。年轻人游山和远行时都会带着拐出门，疲惫的时候可以用以借力。如果老年人在旷野中散步，或是在庭院台阶上闲立，偶尔可以带上它。然而人们往往喜欢方便而讨厌麻烦，往往用拐而不用杖，原来制作手杖的本意，恐怕就要渐渐消失了。

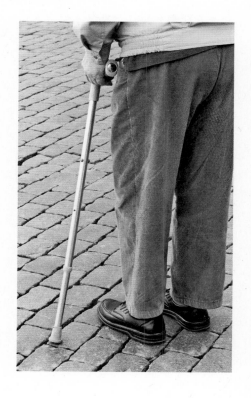

❀ 古时杖头可挂物

> 杖头下可悬备用物，如阮修
> 以钱挂杖，所谓杖头钱是也。

杖头下可以悬挂备用物件，如阮修把钱挂在杖上，就是所谓的杖头钱。它的制作样式是，把铜圈钉到杖头下大概四五寸的位置，物品就绑在圈上。有的用小瓶插时令鲜花，称为"杖头瓶"。《抱朴子》记载："手杖上悬挂葫芦，可以存放丹药。"又有《五岳图》说："携带手杖进入山林可以避除鬼怪邪气。"

❀ 古时杖上有铭文

> 杖有铭，所以寓劝诫之意，
> 古人恒有之。

杖上刻有铭文，寄寓劝诫之意，古人常这样做。笔者曾经把铭文刻在自己的竹杖上："左之左之，毋争先；行去自到兮，某山某水。"这里的"左之"，意思是扶杖应该用左手，则右脚需要先迈，杖和左脚随右脚后，这样步伐才稳当舒适，扶拐也

是这样。笔者近来恰好得到一根邛竹杖，截成了拐棍，根部有三个分杈，去掉其中一个，更便于手握，恰好发挥了邛竹的作用，人们不会将它与削圆的方竹一起讥讽吧？笔者取了《易·履卦》九二爻的爻辞刻在上面："履道坦坦，幽人贞洁。"意思是说，走在平坦的大路上，隐士正直吉利。

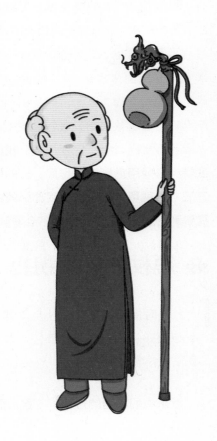

❀ 现代拐杖巧挑选

如今的拐和杖统一起来称为"拐杖"，其实拐杖就是以前的拐，长短大约在人的腰部，顶端有把手，可以握住。现代拐杖的设计愈发人性化了，为了稳定身体，增加拐杖的安全性，拐杖的下面多出了几个支撑足；为了防滑，底部塑胶还印出了花纹；甚至有板凳和拐杖的结合体，让老人行走时可以扶着，累了就可以坐着。

那么现代拐杖款式这么多，我们又该怎么挑选呢？

购买拐杖需要注意的五个细节！

1.拐杖底端一定要有橡胶。

因为橡胶和地面的摩擦力较大，可以保持拐杖着地时又轻又稳、不会打滑，如果是现在的三足、四足拐杖就更稳当了。

2.拐杖的把手握起来要舒服，要保证老人能随时用上力。

患有关节炎或脑卒中的老人，要在医生的指导下，制作专用的把手。

3.拐杖的高度要合适。

一般以当老人站直、拐杖与腿平行时，胳膊最好与拐杖呈150°角为宜。还可以用如下方法确定适合自己

的拐杖高度：老人穿鞋直立于地，双手自然垂放在身体两侧，然后取手腕部横纹与地面的垂直距离，这个距离，就是适合该老人所用的拐杖理想高度。

4.选择结实、耐用、不易变形的木质拐杖，尽量不要用金属拐杖。

5.拐杖不能太重，否则对老人来说是个负担。

长寿老人这么说

现代拐杖的保养可比传统拐杖的保养简单多了。使用现代拐杖，最主要的就是经常检查橡胶有无磨损，以便随时更换。

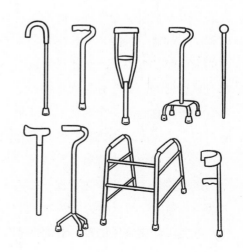

衣

❀ 衣服求温暖适体

> 虞、夏、商、周，养老各异
> 其衣，见诸《礼记》。要之，温
> 暖适体则一也。

衣服的制作是有一定规定的。邵雍说："作为现代人，应该穿现代的衣服。"只要长短、宽窄合身，不妨任意制作，而衣服的厚薄则要根据天气的冷暖。绵和絮的用途各不相同，大致初冬用薄棉，不如用薄而均匀的丝絮；严冬时用厚的丝絮，不如用厚而软的棉布。按《急就篇》解释，"新的棉花是绵，旧的棉花是絮。"后来，人们把蚕丝当作绵，而棉花当作絮。木棉是一种树，生长在岭南，它的絮名叫"吉贝"，长江淮河之间都有这种植物，通常称它为木棉，是将它和丝絮称为同一个名称了。陆游有诗说："奇温吉贝裘。"苏东坡有诗说："江东贾客木棉裘。"按照这些诗的意思，大概不仅可把皮衣称为"裘"，絮衣也可以称为"裘"了。

在尧舜和夏商周时期，养老的衣服各不相同，这在《礼记》中有所记载。总而言之，温暖适体这一点是一样的。清代制作有口衣，去长城以北时穿，样式如同袍子，只有袖子平而稍宽，前后不开胯，两旁开襟大约五六寸，俗名叫作"一箍圆"，老年人御寒皮衣里，这个款式是最好的。极其寒冷时再做外套，穿时将皮毛露在外面。古人穿裘衣，一定将皮毛向外露。裘衣外面再套上衣服，如此称之为"裼"。

皮衣毛露在外面，遇到刮风则皮毛先承受，这样寒气就不会渗透到里面。如果在密室里静坐，就不需要这么穿，而且穿多了只会增加重量。另外置办一件大袄，衬如"一箍圆"内，长度与"一箍圆"大致相同，里外都用绸子，上半身厚，装入绵；下半身薄，装入絮，四边缝上，则暖气不会散，温度厚度与狐貉大衣相当，却比狐貉大衣要轻软。晋朝谢万说的"御寒无复胜绵"，的确不是空话，只不过这不是对它的挡风作用而言的罢了。

❀ 常穿衣物要备齐

> 　方春天气和暖，穿夹袄如常式。

　　正值春天，天气和暖，穿着普通的夹袄就可以了。如果要将夹袄衬入袍子内，就要将其裁成半截，前后两幅，斜裁后倒合在一起，下面宽上面窄，以适应腰部，联住它的半边，用带子系住，像裙子一样，也很像古人下身穿的裙子。想长想短，可以用系带来调节高低。有的制成一种半截的夏衫，用扣子联上半截。还有的用棉纱葛布作一箍圆。这些都是应酬穿的衣服，不能称为老年人的衣服。

　　隋朝有一种名叫"貉袖"的衣服，袖短身短，是养马人穿的衣服，大概就是现在的马褂，取其骑马时穿上方便快捷之意。居家的衣服，也应给以便捷的为好。仿照"貉袖"的制式，胸前加短襟，袖子稍窄，长度超过手肘三四寸，下边缝合，名叫"紧身"，随着气候冷暖变化可作为穿在外面的衣服。**夹衣、棉衣、皮衣都必须备有，这些都是适合经常穿的。**

　　有一种衣服，款式如同披幅，没有袖子，而把上面的都折起来作为领子，俗名为"一口总"，也叫"罗汉衣"。天寒的时候出门，可以披上它来挡风，静坐的时候披着它也可以御寒。《世说新语》说"王恭披鹤氅行雪中"，现在这种衣服大概就是来源于此，因此又叫作"氅衣"，用皮来制作更合适。

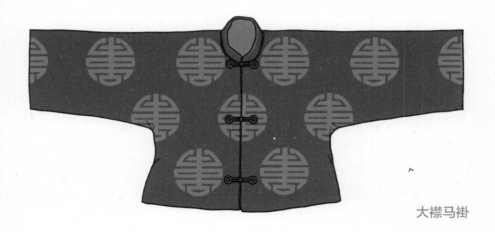

大襟马褂

❀ 穿衣注意背部防寒

『 肺俞穴在背。《内经》曰："肺朝百脉，输精于皮毛。" 』

肺俞穴在人的背部。《黄帝内经》说："百脉汇合于肺，肺输送精气到皮肤毛发。"因此不能不注意寒暖的变化。现在有所谓"背搭"，就是保护人的背部的，即古人说的"半臂"。"半臂"是妇女的衣服，长江淮河一带称之为"绰子"，可以在忽冷忽热时作为老年人之需。它的款式与"背搭"相同，但制作上有微弱区别，短至腰部，前后都是整幅布料，用前面整块做衣襟，仍然扣在右肩下。衬襟要窄一些，仅使肋下可以缀扣子即可，这样衣服就会均匀平整，不会堆积成块，才能适应气候寒暖的变化。

制作领衣与制作半臂相同，用布作为缀领的衣料，这样就不会滑落，领子也没有向上耸的弊端。纽扣仍然安在前面两肋之下，前后两幅衣料不用缝合，可以用带子，一头缝在后幅上，一头缀纽扣，这样就能和前幅扣在一起了，左右相同，外面加上衣服。想脱的时候，只要解扣，就能从衣内取出。

名词解释

肺俞穴

肺俞穴，位于第三胸椎棘突旁开1.5寸，属膀胱经。主治肺经及呼吸道疾病，如肺炎、支气管炎、肺结核等。取定穴位时，一般采用正坐或俯卧姿势。用食指与中指在穴位上按揉约15~30下，可调肺气、止咳、补虚损。

长寿老人这么说

背部受寒，容易引起心肺受寒，导致心脏的冠状血管痉挛，诱发冠心病，还可能引发呼吸系统的气管炎、支气管哮喘甚至肺炎等。腹痛、腹泻也可能在背部受寒后出现。

❀ 夏护胸背冬防着凉

> 夏虽极热时，必着葛布短半臂，以护其胸背。冬夜入寝，毋脱小袄，恐易着冷。

夏天虽然是最热的时候，也必须穿着葛布短半臂，以保护胸背。古时有"两当衫"，说是可以保护胸部背部，其中也是这个道理。这样的衣服一定要多准备几件，一出汗就更换。晚上也可以穿着睡觉，只要习惯了，就不会因为多穿了这一件衣服而感觉热。

冬夜入睡，不要脱去小袄，否则容易着凉。穿上单薄的棉制衣服，则方便来回翻身，它的样式像"紧身"，只是袖子改小加长了而已。《左传》说："衷其衵服，以戏于朝。"（注："衵"读"日"音，指贴身衣物。《说文解字》说："每天都穿的衣服。"即属小袄一类。）

长寿老人这么说

冬季和春季，是老年慢性支气管炎发病率最高的季节，老年人的背部和颈部应特别注意保暖，因此服装最好选择封颈式的。

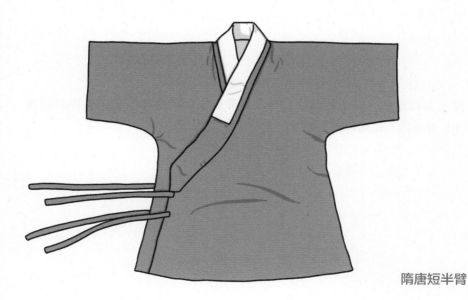

隋唐短半臂

❀ 姜汁浸衣可驱风寒

『
　　有生姜取汁浣衫者，疗风湿寒嗽诸疾。
』

　　衬衣也叫作"汗衫"，是单衣。制式与小袄相同，贴身穿着。汗衫要经常换洗保持清洁，洗衣时要用杵捣。《升庵外集》说："垂直春叫捣。"现在大部分人都会使用洗衣机来洗衣服，这样更方便快捷。在最后一遍漂水的时候，可以加入适量柔顺剂，这样衣物就会变得更柔和，穿在身体上也就柔软顺滑了。**有人用生姜汁洗汗衫，是为了治疗风湿寒嗽等病的。**

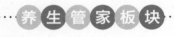

生姜妙处多

生姜，本性味辛，微温，归肺、脾经。有温肺止咳、温中止呕、发汗解表等功效，常见用于治疗外感风寒、风寒咳嗽、胃寒呕吐等症。既可煎服，又可捣汁冲服，还可外用。

民间经过长时间的积累和尝试，摸索出了生姜的治病方法，而且疗效显著。可用于治疗包括呕吐、风寒、咳嗽、胃病、十二指肠溃疡、肠胃炎、中暑、晕船、跌打损伤、疟疾、冻疮、脚汗等病症。

用生姜汁浸衣，在治疗风湿、因寒而致的咳嗽哮喘等疾病上有良好的效果。具体的方法可以效仿如下：

1.找一块约33厘米见方的白粗布。

2.用生姜汁浸泡后晾干，缝在内衣的背部。

3.每3天更换一块，待咳嗽痊愈之后停止。

老年朋友如有咳嗽和哮喘类疾病，不妨自己动手一试。

❀ 老人衣服巧挑选

如今不同往日。古时候无论是衣服的款式，还是可用的面料都十分有限。而当今市面上老人的衣服款式及面料是如此的纷繁，怎样挑选才能选到既能养生又适合自己的呢？

选购衣服时应该注意以下四点：

1.衣服剪裁需宽松合身。

太小、太紧身的衣服容易给老人束缚感和紧张感；相反的，衣服过于宽大，在活动时又难免会对老人有所牵绊。

2.衣服领口宽松适度。

衣服领口不宜过于宽大，不利于防风邪侵体；领口过紧，会影响心脏向头颈部供血，而且容易压迫颈部的动脉。另外，领口对动脉的压迫会影响神经反射，导致心跳减慢和血压下降，会造成脑部供血不足。由此出现头痛、头晕、眼花、恶心等症状，对于患有高血压、动脉粥样硬化、糖尿病的老人，还会引起晕倒和休克。以衬衣为例，领口以穿上后能伸入一根手指或两根手指的宽松度为宜。

3.衣服面料以天然纤维为佳。

老年人皮肤干燥，抵抗力弱，内衣的面料以纯棉、丝、麻等天然织物为好，这些面料透气性、吸湿性、保暖性好，穿着舒适，不容易引起皮肤过敏。

4.男性内衣宜选纯棉平角裤，女性内衣宜选纯白色、纯棉内裤。

老年人的血液循环相对较差，比起三角裤而言，平角裤可以减少与大腿根部的接触和摩擦，有利于血液循环。内裤的裤腰不宜太紧，否则会妨碍腹部脏器的血液循环。

老年女性选择纯白色内衣，可更好地通过观察白带颜色来判断自己是否罹患妇科疾病，这对于及早发现病情、治疗疾病非常有用。

长寿老人这么说

患有哮喘病的老人，最好穿纯棉布料的衣服，不宜穿用羊毛、鸭绒等动物皮毛做的衣服。化纤类的也不合适，易引起皮肤过敏性反应。

帽

❀ 头部宁愿稍凉也不可过热

『 阳气至头而极，宁少冷，毋过热。 』

唐代杜佑所撰的《通典》说："上古时，人们穿着皮毛制成的衣服，头上裹着兽皮。"这可能是帽子的最早起源。**头部是人体阳气的汇集之地，宁愿让它稍凉也不可以过热。**狐貉皮做的帽子，要天极冷的时候戴才合适。如果冬天经常戴，怕会抑制阳气的散发，导致头晕目眩。春天正值阳气宣泄之时，更不可以戴着皮帽，使头部过于温暖。《黄帝内经》说："春夏季节是养阳气的时候。"保暖过度就会遏制住阳气的升发，而捂得太过则会导致身体出汗，出汗又会让人身上的阳气外泄，这两种方法都不符合养阳之道。

❀ 风门穴与肺俞穴容易受风

『 脑后为风门穴，脊梁第三节为肺俞穴，易于受风。 』

脑后是风门穴，脊椎的第三节是肺腧穴，容易受风。制作像毡雨帽的风兜来遮护这两个穴位。不一定要用毡来制作，用夹层的绸子来制作也可以。连缀上两条带子，系在下颌下。或者用小的纽扣相扣住，还可以把两个耳朵遮得严实。居家出入时，稍微觉得有风，就可以携带在身上，兜在帽子外面。瞿佑的《归田诗话》说："元废宋故宫为寺，西僧皆戴红兜。"这大概也是用来挡风的。

❀ 古时有空顶帽以宣达阳气

『 虚其顶以达阳气，式最善。 』

梁代有空顶帽，隋朝有半头帻。现在的儿童帽箍就与这两者大致相似。**空出顶部来宣达阳气**，这种款式最好。常常见到老年人，仿照这种样式来做睡帽，我认为春秋的时候在家可以常戴这顶帽子，虽然不太美观，但却非常舒适。

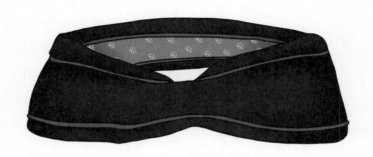

养生管家板块

老年人用帽的四个注意事项

1.帽子的材质以柔软、保温为宜，内衬最好用的天然织物。

2.帽子的厚薄以保暖但不出汗为佳，若戴帽出汗反而容易感冒。

3.头发油脂较多的人，应戴透气性好的帽子。而且帽子要经常刷洗，以及时去掉油渍。

4.头部喜欢清凉，所以帽子不要太厚重，否则会使体内的升腾热气不容易散发，导致血压升高、口干舌燥、咽喉肿痛等。

带

❖ 腰带过紧对身体有害

> 老年家居，宜缓其带，则营卫流行，胸膈兼能舒畅。

古人喜欢穿着轻裘缓带，缓就是宽的意思。如果腰带紧紧地束着，未免使腰部拘谨板滞。年轻人修饰自己的仪容，必须紧束腰带垂下绅带，才符合礼仪。**老年人居家，适宜宽松腰带，这样可以使营气和卫气流通，胸腹都能感到舒畅。**《南华经》说："舒适得忘记系有腰带。"还有陆游有诗说："宽腰午饷余。"意思是腰带系得宽，吃午饭才有余地。

现代医学视野

腰带过紧对身体有害！

腰带勒得过紧会引起腹腔内脏器受压，血液循环受阻，出现消化不良、静脉曲张。老年人系腰带要宽松，以腰带系上后能容纳一个手指头为宜。

❖ 腰带要便于系解

> 带之设，所以约束其服，有宽有狭，不一其制，老年但取服不散漫而已。

带子的设置，主要用来约束衣服，有宽的，也有窄的，用金银、犀角、美玉来装饰，制式不一，老年人只要选择让衣服不零散的就可以了。可以用直径为一寸大的圆圈，玉制或铜制的皆可，用半幅黑色绸子的一头绑在圆圈上，围在腰间；一头穿进圈里，宽紧可以随意勒绸子来调整，然后将带头压在腰旁。这样既没有系结的麻烦，脱下来也很方便。

有人用钩子将衣服和腰带连在一起，不需要再去系结，似乎也十分方便，与《三国志·吴书》里所说的"钩络带"类似；但腰间的宽紧，只能根据自己的感觉调整，有时还要因时而异。钩子虽然可以调整宽窄，有两三层，但还是难以做到恰到好处，使用起来也不是十分适宜。

袜

❀ 膝盖着凉会致气血不畅

> 《内经》曰："膝者筋之府。"不可着冷，以致筋挛筋转之患。

清代袜子是用细针密缝的，这样才能使棉絮结实耐用，虽然这样的袜子匀显美观，但还算不上舒适合脚。清代制作袜子，一定要里面用绸子，外面用棉布，制作成双层，翻开里面放入棉花或丝絮，才能柔软适脚。白居易有诗说"老遣宽裁袜"，大概是因为袜子宽松穿脱才方便，而且宽了才会倍感温暖吧。袜子的长度宜过膝一寸多，使膝盖有所掩护，这样就可以不用另外制作护膝了。护膝也叫作"蔽膝"。《黄帝内经》说："膝盖是筋汇聚的地方。"膝盖不可以着凉，着凉会导致气血运行不畅，产生筋挛筋转的疾患。

绒袜很暖，出自陕西的为最佳。选择质地非常软滑的，但是大小不一定恰当，又怎么能和脚部贴合呢？况且这些袜子上口薄，不足以用来护膝，只有初冬的时候可以穿。或者可以购买宽大的绒袜，缝上皮里子，这样就能增加温暖，也能保护膝盖了。

有一种连裤袜，裤脚下的部分按照袜子的制式剪裁制作，里面装入薄絮。穿上连裤袜再穿上袜子，不仅比平常穿的袜子要暖，袜子内也没有裤脚堆叠的弊端。

·····养生管家板块·····

护膝的功效

使用护膝，不仅冬天可使用，在平时运动或行走时也可使用。护膝具有保温保健的效用，起到促进血液循环、改善微循环、舒经活络的作用，长期坚持佩戴能很好地防治关节炎、风湿病等膝部病症。

❀ 四季都应暖足护足经脉

『 《内经》曰："阴脉集于足下，而聚于足心。"谓经脉之行，三阴皆起于足。 』

《黄帝内经》说："阴经经脉集中于脚下，而聚合在脚心。"说的是经脉的运行，足部的三条阴经，即足太阴脾经、足少阴肾经、足厥阴肝经，都起于足下，聚于足心。正因为这个原因，所以即便是在盛夏时穿着厚袜子，也不会觉得燥热难耐。因此一年四季都要让脚保持温暖。《云笈七签》有"秋宜冻足"的说法，不知是什么意思。到了夏天穿棉絮袜，自然一定会发热，用麻片捶熟，放入袜中即可，不用再想其他办法。有时天气烦热，单袜和夹袜都可以暂时穿上。**按**：袜子的形制见于商朝，叫作"角袜"，两幅布相接，中间系上带子。清代穿的单袜夹袜也需要用带子系上才不会往下掉。老年人只要在袜口后面，缀上一个小纽扣来扣住，就可以避免束缚太紧造成的勒痕了。

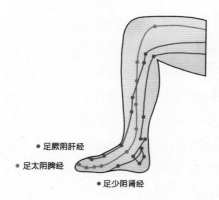

- 足厥阴肝经
- 足太阴脾经
- 足少阴肾经

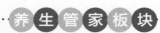
养生管家板块

老年人的袜子这么选

1.袜子要选择羊毛或者棉质地的，这样的袜子吸汗性强，而且保暖。

2.老年人最好穿松口袜。因为袜口是影响足部血液循环的重要因素。如果袜口过紧，不妨借助蒸汽熨斗给袜口迅速"增肥"。

具体做法：

1.先用软尺量一下脚踝处的周长。

2.找一块宽度适中的废弃硬纸盒，将袜口撑。

3.根据袜子的质地设置电熨斗的温度，在两面的袜口处轻轻各熨一下。

❀ 泡脚有道，有益身体

每晚用热水泡脚，是个简便易行却十分有效的养生保健方法。有民谣说："春天洗脚，升阳固脱；夏天洗脚，暑湿可却；秋天洗脚，肺润肠蠕；冬天洗脚，丹田温灼"。药材，除了可以像曹庭栋老先生说的那样放进袜子里治病外，用来泡脚也十分利于疾病的治疗。下面介绍一些常用的简易小方。

泡脚的注意事项！

1.泡脚水温一般以38℃至43℃之间为宜。

2.泡脚时间以30至40分钟为宜。

泡脚时间过长容易引起短暂性缺血，产生头晕、眼花、恶心等症状，甚至会发生昏迷和猝死。

3.饭前和饭后30分钟不宜泡脚。

4.泡脚时不宜当风。

热水泡脚时人体会大量出汗，此时受风不但容易导致感冒，还会引起腰腿疼痛。

5.泡脚时不要用力搓擦皮肤，否则会造成足部表皮细胞损伤。

6.泡脚过程中出现头晕目眩等症状时，可用冷水洗脚，可缓解症状。

7.不适宜泡脚人群：患有严重心脏病、血栓者，脑出血未治愈者，出血性疾病、败血症等患者；足部有炎症、皮肤病、外伤或皮肤烫伤者；对温度感觉迟钝者。

长寿老人这么说

现代医学研究表明，经常用热水洗脚，能刺激末梢神经，调节自主神经和内分泌系统的平衡，加速血液循环，增强新陈代谢，及时清除细胞间隙酸性代谢产物的堆积。

感冒	生姜7片，苏叶10克	
腰腿疼痛	透骨草10克、红花10克、艾叶10克	这些材料在中药房很容易买到。煎药时先用大火煮开，然后小火煮5～10分钟，取汁即可。这些药水可以随煎随用，也可以一次煎许多，用的时候再加热。
失眠	夜交藤15克、茯神12克、五味子12克	
冻疮	茄子枝叶30克	
高血压	银杏叶12克、野菊花12克	

鞋

❀ 鞋子好坏重在鞋底

『 鞋之适足，全系乎底，底必平坦，少弯即碍趾。 』

鞋就是"履""舄"。《古今注》说："用木头做鞋底，用干蜡打过，不惧怕泥湿。"《辍耕录》说："舄本来是鹊字，舄的形状取于鹊，这是为了让人知道走路的礼法方法而创造的，现在通称为鞋。"**鞋子适脚与否，全在鞋底，鞋底一定要平坦，因为即使有一点弯曲，都会影响到脚趾的活动。**鞋面则可以随意制作。白居易曾制作过名为"飞云履"的鞋子，黑绫做鞋面，素纱做云朵，这也是一种创造。

用毡子做鞋底最好，在夏天也可以穿，热气不会从地面钻过鞋子到达脚底。店铺里所卖的布底和纸底鞋，都过于坚硬。自己家里做的布底也很好。做法是底子向外的一层，铺上一层薄薄的棉絮，再用布包起来，然后用针缝合。这样的鞋子踩地就柔软

了，而且走路也不会发出响声，非常适脚。

鞋底太薄，容易渗湿气，但鞋底薄仍有可取之处。晴天干燥的时候穿，比较轻盈松软。如果鞋底太厚，就会坚硬沉重不适合穿。这就是唐朝和尚释清珙诗中所说的"老年脚力不胜鞋"。鞋底之下有用皮托的，皮质光滑，用大枣肉擦过，就会变得涩滞，这样总不如不用皮托更妥当。

宋代高承的《事物纪原》说："用草做的鞋子称为屦，用皮做的鞋子称为'履'。"清代外国的哈剌八，有的鞋底和鞋面都用皮制作，国内也有很多地方在销售，款式颇为雅致。黄梅时节潮湿，则平常在家也可以穿，不是雨具。但这种鞋坚硬厚重，老年人并不适合穿。

❋ 鞋子宽紧适时选择

鞋子要选择宽紧恰当的。只有在远行的时候，鞋子要紧才能轻便快捷。老年人居家时穿的鞋子适宜宽些，让脚上感觉像没穿鞋一样，这样才能稳当舒适。就是《南华经》所说的"忘足，履之适"。古代有系鞋带的鞋，如果宽了，不妨用带子系住。

按：元朝的《舆服制》说："鞋子有两根带子。"带子就是用来系鞋的。

解剖学×中医学视野

脚是需要好好保护的！

脚的结构很精细，从解剖学来讲，双脚由52块肌肉、60多个关节、200多条韧带组成，支撑着人体几乎所有的重量，是人体中负重最大的一个部位。从中医学来讲，一只脚有6条经络通过，有33个穴位，有60多个反射区，与全身各脏腑器官相关。因此，无论是西医的解剖学还是中医的经络学，都强调要保护好双脚，这对身体健康很重要。

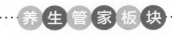

养生管家板块

冬天鞋子这样挑

1. 鞋子要方便穿脱。

2. 要保暖且透气，材质以软牛皮为佳。

3. 内衬材质，要选纯羊毛的，最好是皮毛一体。这样的保暖效果好，而且没有太多的化学复合纤维，不会造成足部过敏或者其他不适。

4. 老人冬鞋的鞋后跟高度以高出鞋底前掌2厘米左右为宜。

因为老年人脚跟部脂肪垫开始萎缩，在迈步时需要脂肪垫吸收地面对人体的冲击力，具有些许高度的鞋跟恰好能弥补脚跟部脂肪的萎缩。

冬夏家居鞋各不同

> 陈桥草编凉鞋，质甚轻，但底薄而松，湿气易透，暑天可暂着。

冬天脚冷的时候，不要烤火。脱鞋子，盘腿叠坐，是暖脚的第一妙法。棉鞋也应当置办，其样式是鞋口上有两个鞋耳，可以覆盖脚面。又有一种样式：像半截靴子，里子是皮，越宽大越暖和，鞋面以上不缝合，用小纽扣来连合，脱鞋穿鞋也就方便了。

陈桥的草编凉鞋，质地很轻，但底子太薄且松，容易透湿气，暑天可以暂时穿用。有用棕榈叶的纤维做的鞋子，棕树细密，湿气侵染不透，梅雨天穿最适合。北宋黄庭坚有诗说："桐帽棕鞋称老夫。"张安国也有诗说："编棕织蒲绳作底，轻凉坚密稳称趾。"这些都是关于棕鞋确实的记录。

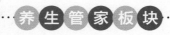

养生管家板块

夏天鞋子这样挑

1.鞋子要轻便透气。

2.鞋子应当为硬底软垫。

老人穿的凉鞋，质地不要买塑料或硬皮革的，应保证鞋面面料的柔软。但鞋底则需要是硬的，坚硬的弧形鞋底模拟了行走时足底的屈曲，可对行走产生助力。

3.穿系带或有黏扣的鞋。

人的双脚容易在下午出现水肿，如果此时鞋子过紧，会使脚部血液循环不畅，热量不能有效到达脚部，还可能引起脚趾肿胀。

4.选择带防滑纹鞋底的鞋。

5.穿凉鞋时也要穿一双薄棉袜。

薄棉袜可以很好地吸汗，防止磕碰以及细菌、灰尘等带来的患病风险。

棉布家居鞋更舒适

> 制鞋有纯用棉者，棉捻为条，染以色，面底俱以棉编。式似粗俗，然和软而暖，胜于他制。卧室中穿之最宜。

有人做鞋完全用棉的，把棉捻成条状，染上颜色，鞋面鞋底都用棉编，样式看着粗俗，但却柔软暖和，胜过其他制式的鞋子。这种鞋子最适宜在卧室里穿，盘腿叠坐时也很稳妥。就是苏东坡诗里所说的"便于盘坐作跏趺"的情况。《本草》也说："用糯稻秆垫靴鞋的底，可以暖脚，去除湿气寒气。"

夏天刚刚洗完澡，两脚都还存余湿气，可以置办这样的拖鞋，样式是有两边而没有后跟的，鞋尖也留有空隙用来通气。穿一会儿，就应该穿上单袜包住脚，不要让脚受凉。

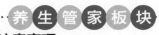

长寿老人这么说

现在居家鞋的款式多种多样，选择时主要注意材质是否能吸汗，以及鞋底是否防滑。同时要记得定期清洗鞋子，以免细菌滋生。

养生管家板块

家居鞋的使用与保养注意事项

1.家里的家居鞋要做好标记，做到个人专用。

家居鞋混穿混洗都容易感染足癣或把足癣传染给他人。

2.老年人不适合长期穿平底平跟家居拖鞋。

长期居家，适宜穿带一点后跟的家居鞋和普通布鞋。

3.夏天要每周清洗一次。

软底的家居鞋可以直接机洗，但还是手洗揉搓最佳。硬底家居鞋只能浸泡手洗，先洗刷硬胶底，再用废弃牙刷刷鞋里与鞋面，最后晾晒干即可。

杂 器

❀ 眼镜

> 眼镜为老年必需。《蔗庵漫录》曰：其制前明中叶传自西洋，名叆叇。

眼镜是老年人的必需品。《蔗庵漫录》说："眼镜的制造方法，是明代中期从西洋传过来的，名叫'叆叇'。"镜片中间微微凸起，称为"老花镜"。玻璃做的镜片对眼睛有损伤，所以必须用水晶制作。镜片的光分远近，看书写字，各有所宜，以镜片凸出部位的厚薄来区别。制作镜片的水晶材料也不完全一样，天气晴朗的时候可以用茶晶、墨晶制作的眼镜，阴雨天或者灯光下，则可以使用水晶、银晶制作的镜片。如果在壮年时就用它来养目，视力到老年时也不会减退。如果镜片中间凹下去，则为近视镜。

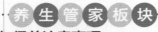
养生管家板块

老花镜的购买、使用与保养注意事项

1.不能随便购买老花镜。如果老花镜的度数不准，不但不能解决花眼问题，反而会加重视疲劳，所以购买前一定要请医生验光。

2.最好配一副可以有效过滤紫外线、具有保护功能的眼镜。这样可以预防老年性眼病，如白内障、眼底黄斑病变等。

3.不要随便戴别人的花镜或者与老伴共用一副眼镜。

4.切勿单手摘戴眼镜。这会破坏镜架左右平衡性，导致变形，最好的做法是双手拿住镜腿沿脸颊两侧平行方向摘戴。

5.定期到专业店进行整形调整，镜架变形会给鼻子和耳朵造成负担，镜片也易松脱。

6.不用眼镜时，应放回镜盒中；如果不放回镜盒，也要注意把镜面朝上放置，以防镜面被磨损。

✤ 按摩工具

> 骨节作酸，有按摩之具曰太平车。

关节酸疼，可以用一种名叫"太平车"的按摩工具。或用玉石，或用檀木，雕琢成圆珠的样式，直径一寸而扁圆如算盘珠一样，可以用五颗，可以用六颗，中间钻个小孔，用铁条来贯穿，将铁条两头折回合拢，再用短柄连起来，使手可以拿住铁柄。有酸痛的地方，可以让人拿着柄帮忙按摩，因为珠子像车轮一样滚动，所以叫作"太平车"。听闻喇嘛治病，有推拿法，这也是他们用的工具。

用手捶背，力度的轻重不好把握，可以制作一个小囊，把棉絮往里填，就像莲房一样。做两个缀在柄上，稍微有些弯曲，好像带柄的莲房，让人手执着帮忙捶背，轻软称意，人们将它称作"美人拳"。也可以自己手拿着，反手就可以自己捶背，也很方便。

隐背，俗名"搔背爬"，唐代的李泌取弯曲的松枝做成的隐背就是这个。用象牙或是犀牛角制作，雕成小兜扇的样式，边缘薄像指甲，柄一尺多长。凡是手不能触碰到的地方，拿隐背去搔，最为快意。有用穿山甲制作成的，可以搔癣疥，还能解毒。

✤ 暖锅

> 冬用暖锅，杂置食物为最便，世俗恒有之。

冬天使用暖锅，杂放食物最为方便，民间常见这种暖锅。但暖锅中间必须分成四五格，使每一种食物保持自己的味道。或者用锡制成小碗，用铜架架起来，下面设上小碟子，盛些烧酒，用火点燃来给碗加热。

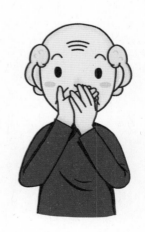

Part 4
卧房，
乃安睡之栖所

唐代诗人刘禹锡说：
"斯是陋室，
惟吾德馨。"

卧 房

❀ 卧室方位设于偏东方向

> 老年宜于东偏生气之方，独房独卧，静则神安也。

居室处在正室旁边称为房。《相宅经》说："室中央是《洛书》中五黄所在的位置，是九宫尊位，人不可以住在当尊之位，所以必须选择旁室。"**老年人适宜住在东边生发之气的方位，独房独卧，环境安静则心神安宁。**唐代诗人沈佺期有诗说："了然究诸品，弥觉静者安。"房间内，除了放床之外，还能够容下一张书桌和一张坐榻就足够了。

❀ 卧室御寒防暑的妙招

> 寒气亦自上而降，故子后霜落时，寒必甚，气随霜下也。

卧室北面设置窗户，窗子布满稀疏的窗棂，这比较适合夏天，冬天则不能如此。窗内必须另制一层推板以把窗棂的缝隙塞上。《诗经·豳风》说："塞向墐户。"注说："'向'，是朝北的窗户。"北为阴面，阴面是产生寒气的地方，所以要将其堵塞住来御寒。

冬天用木板把地铺平，这固然好。但入夏后又嫌阻隔地气，未免生热。可以置办数张矮脚凳，凳面宽1米左右，测量卧室宽窄后，铺满地上，就如同铺平地板。到夏天可以去掉凳子，冬夏两相方便。卧室与书房都可以这么做。

《蠡海集》说："春天的气从下向上升，所以春色先出现于旷野；秋天的气从上往下落，所以秋色先出现于高林。"寒气也是从上往下降，因此午夜子时后霜降时，必定更加寒冷，因为寒气随霜而降。如果卧室屋顶的椽瓦疏漏，必须制作厚顶板以抵御寒气。这样，即使夏天日光照射，也可以隔绝热气。如果顶板太薄，仅能够遮挡灰尘，那也只是白白增加鼠洞，扰乱夜间睡眠罢了。

❀ 卧室明暗有时

> 但老年人有时起居卧房，暗则又非白昼所宜，但勿宽大，宁取垲爽者。

卧室要暗才能敛神聚气，这也是阴阳家的说法。《易经·随卦》的《象》辞说："君子在傍晚休息。"卧室一定是傍晚天暗时才进去的，本来没必要设在地势高而明亮的地方。但老年人有时在卧室起居，光线太暗则又不是白天所适宜的，但卧房不求宽大，宁可选择设在地势高而明亮的地方。同时可以在窗外加帘子，斟酌明暗而上下变动窗帘就可以了。

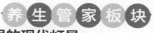

老年人要这样挑卧室里的现代灯具

1.灯的开关要多设置几个，方便老人分别控制。

这样可以避免老年人摸黑开关灯时发生不必要的意外。

2.选择节能灯泡。

节能的灯泡照明好，热量散发少，夏天使用也不会因为照明而感到热。

❀ 卧室要适当通风

> 长夏日晒酷烈，及晚尚留热气，风即挟热而来，故卧房只宜清晨洞启窗户，以散竟夜之郁闷。

窗户虽然极为紧密，也难免会有针缝般的空隙，使得微风得以进入室内。北方御寒，屋内挂上厚实的窗帘，才能挡住风，同时还阻挡了尘土，使房间洁净清爽。老年人的卧室，可以仿照这么做。每年的初冬，必须换上厚重的窗帘。

夏天日晒酷烈，房间到了晚上还存留着热气，风会携带着热气扑来，因此卧室只适宜在清晨将窗户完全打开，以散去整晚留存的郁闷之气。日出后，必须把窗户紧闭，窗外更应该垂下重帷来遮隔阳光，不让光透进房间，并且整天不要让人进入，因为人体的气也会使房间变热。热气都是从外而来，不是卧室内产生的。睡觉时，只把帷幕卷起来，不需要开窗，也能在枕头和竹席上感受凉意了。

❀ 卧室防潮要做好

> 楼作卧房，能杜湿气。

卧房设在楼上，能够杜绝湿气。但有人说楼梯是不适合老年人行走的，华佗在《导引论》说："老年人筋骨萎缩，双脚无力，缓慢地在阶梯上行走，可以舒展筋骨。"这说明登楼正好使老年人借以舒展筋骨。有谚语又有"寒暑不登楼"的说法。天寒时人们害怕的是风，如果风没有缝隙可入，又有什么不适宜的呢？即使是在盛夏，只要将窗外遮蔽严密，就无热气内侵了。三面都用木板做阻隔的则不适宜，因为木能生火。**按**：《吴兴掌故》记载有"销暑楼"，颜真卿题的匾额，说明楼也是可以消暑的。

又有韩偓的诗说："寝楼西畔坐书堂。"说明楼也适宜做卧室，并且可以称为"寝楼"。不过稍觉不舒适，暂时搬到楼下住，也不是不可以的。

卧室小小的就足够了。如果在平地铺板，可以比平常铺高一些，必须离地二尺多，使板下面前后通气。入冬后仍用板将它塞住，向南的那面微微开点缝隙就行了。纵然这样不如在楼房居住，也足以远离湿气。

北方地区做地炕，用大方砖来砌，垫起四角，中间通火气。居室的北面墙壁，向外开了个火门，用火熏，使它稍微热一些，则屋里的暖气可以暖上一整个昼夜。在这里放床做卧室，冬天再冷，住着也像处于春天一样温暖，火气很微弱，人体不会被其所伤。南方似乎也可以效仿。

现代医学视野

卧室潮湿坏处多！

睡眠环境如果很潮湿，会引起失眠多梦，而且睡眠状态下，人体抵抗力比较弱，这个时候更容易被因为环境潮湿而快速滋生的细菌所侵害，引发更多的疾病。长期生活在潮湿的环境中，对神经系统也会有一定的影响，人们会感到无精打采，萎靡不振；老人还容易出现头晕、湿疹和拉肚子等病症。此外，潮湿还会增加呼吸道过敏、心脑血管病症、皮肤炎症、关节风湿等疾病患病的可能性。因此卧室防潮决不能忽视！

床

❀ 适合老年人的好床

> 《礼记·内则》云："安其寝处。"安之法，床为要。

《礼记·内则》说："安卧在寝室。"安卧的法则中，以床最为关键。服虔的《通俗文》说："八尺曰床。"因此床必须宽大，则盛夏时热气也不会逼人了。床上方搭盖顶板，以隔绝灰尘。床的后边与两旁不要制作虚栏，镶板高30多厘米，可以遮护住出汗的躯体；床的四只脚及周围用木板密密地镶上，在旁边开个小门，冬天把炉子放入其中，使床微微温暖，或用物品填塞，阻隔冷空气透入。板要可装可卸，夏天则卸下。床边做一两个抽屉，便于置放备用的物品。

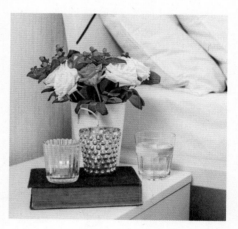

养生管家板块

老年人的床要这样挑选

1.养老用的床应该宽窄适度。
宽大要给老人足够的睡眠空间，但又不能过大得让老人感到孤寂。
2.床不能太高，以便老人起居。
3.应添置床垫隔绝湿气，并且保温。
4.床垫不宜过软，不利于老人的脊椎。
5.老人的床应该配备有床头柜，里面放置一些老人经常用到的物品，比如手纸、手电筒、药品、水杯等。

❀ 杉木板可收敛湿气

> 安床着壁，须杉木板隔之。
> 杉质松，能敛湿气。

如果挨着墙壁放床，则必须用杉木板隔开两者。杉木质松，能收敛湿气，如果涂上油漆，湿气反而会凝聚在外面，头卧的地方靠近墙壁，也必须用板隔开，否则墙壁湿气熏蒸，查验卧室就会发现床帐上有霉气，人必定会在不知不觉中被湿气感染。《竹窗琐语》说："梅雨时节，把干栎炭

放置在床下，可以收敛湿气；晴天干燥时则撤去，否则睡久了人的嗓子会发哑。"

床低，则起床卧床都很方便，就如陆游诗里说的"绿藤水纹穿矮床"。如果在砖地上安床，恐怕会有地面的风暗中吹来，而且湿气也会上透。必须根据床的大小，置办一个床垫，高17~20厘米。前面宽60多厘米多，作为就寝时放脚的地方。现在民间有一种所谓的"踏床"，在床前另外放置一张矮凳，既然有了床垫，踏床就可以省去了。

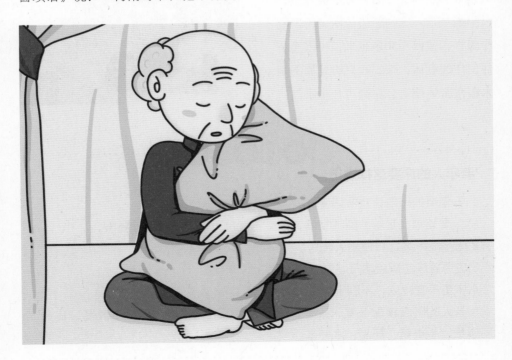

帐

❀ 夏季用床帐以防蚊虫

> 夏月轻纱制之，《齐东野语》云："纱之至轻者曰'轻容'。"王健《宫词》云："嫌罗不着爱轻容"是也。

帐子必须与床相称。**夏天用轻纱制作床帐，就是《齐东野语》中记载的"纱之至轻者曰'轻容'"与王建在《宫词》中说的"嫌罗不着爱轻容"的"轻容"**。制作床帐，还必须测量床面的宽窄尺寸，制作和帐顶一样的帐底，都是用布做原料。将帐的三面缝合，不仅可以防蚊，而且可以防止小飞虫、跳蚤等钻入帐中。

夏天的床帐专门用于防蚊，它前面两幅相叠合之处，正是蚊子潜入的途径。必须用一幅纱做成夹层，有17~20厘米长，将另一幅纱单层纳入，再加上两三个纽扣，扣在床帐之外，那样蚊子便无法曲折入内。《东方朔别传》说："蚊子喜欢肉而厌恶烟。"禁止蚊子来，不如驱赶蚊子离开。把浮萍捞上来晒干，加入少许雄黄，烧烟熏室，可以将床帐外的蚊子一并驱赶开。

❀ 室内植物选择需谨慎

> 纱帐须高广，范蔚宗诗所谓"修帐窗含秋阴"也。

纱帐必须做得又高又宽，正如范蔚宗诗里所说的"修帐窗含秋阴"。有人用细短竹竿横挂在帐中，用来悬挂安放衣服头巾很是方便，这在冬天颇为适宜，但在夏天，床内多一件东西就会多一份热气。至于脚后面，可以设置一张小矮桌，摆放茶碗、花瓶、佛手柑等。**有人在枕头旁放置茉莉花、夜来香，气味香浓透脑，而且容易吸引虫蚁**，必须用小棕篮装好，悬挂在帐顶。这两种花香浓有余，却不太好看，只适合夜晚观赏。凡是物品，在这方面丰富就会在另一方面有所欠缺，这也是造物的自然规律。

笔者曾折下荷花放在床帐中，夜半后，花开散出香味，气味辛烈刺鼻，把笔者从睡梦中惊醒，如此刺激大脑，其中危害可知。想到茂叔"香远益清"的说法，便觉得他真是一个善于体察事物的人啊。若将花放在床帐外，其香味依然能隔帐传来，而且还变得更为浓郁了。

❀ 适合放在卧室的驱蚊植物

不是任何驱蚊植物都适合放置在卧室中，就如上文中提及的荷花，就不适合放在卧室里。正所谓花香沁人心脾，在夜晚睡眠时吸入太多的香味，会产生头晕、恶心、失眠、皮肤过敏，甚至哮喘等不良反应。这对患有高血压、心脏血管病的老人来说更为不宜，甚至会导致呼吸困难、心慌、憋气等。

驱蚊草
强烈柠檬香，温度越高则香味越浓，驱蚊效果越好。

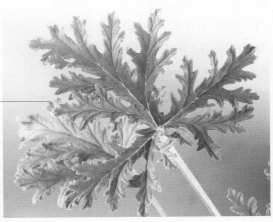

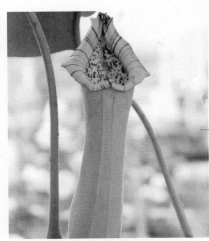

猪笼草
悬有捕虫囊，形如猪笼，可捕食并消化昆虫。

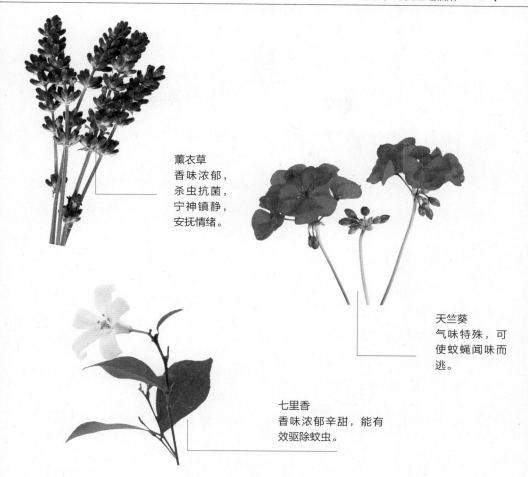

薰衣草
香味浓郁，
杀虫抗菌，
宁神镇静，
安抚情绪。

天竺葵
气味特殊，可
使蚊蝇闻味而
逃。

七里香
香味浓郁辛甜，能有
效驱除蚊虫。

摆放驱蚊植物的注意事项：

1.摆放了驱蚊植物的房间必须要空气流通，不能让香味积累太浓。

2.在室内摆放驱蚊植物的要求是：20平方米的房间，中盆植物放2盆，或小盆植物放3盆。当然，这些植物最好是摆放同一种，不然屋子里的气味交织，也容易引起不适。

3.使用夜来香等香气浓郁的植物驱蚊，可将其放在阳台或外间的窗台上，而不要放在卧室内。

4.每天清晨，卧室一定要打开门窗彻底通风。

5.过敏体质的老人，卧房中不仅不要摆放驱蚊植物，其他植物最好也不要有。

枕

枕头高度要适宜

『 《显道经》曰："枕高肝缩，枕下肺蹇。"以四寸为平枕。 』

《释名》说："枕，约束的意思，就是用来约束颈项的。"脖子的侧面称为"颈"，后面称为"项"。枕头太低，则项会下垂，而阳气无法通达头部，难免会出现头晕目眩的现象；枕头太高，则项会弯曲，会造成脖子酸疼，不能转动。所以要斟酌枕头的高低尺寸，侧卧时恰好与肩平，即使仰卧也感觉舒适。《显道经》说："枕头高会使肝卷缩，枕头低会使肺不舒展。"所以枕头以四寸高的为好。

《唐书》中记载，唐明皇做太子时，曾经制作长枕头，和诸王共枕。老年人单独就寝，也需要长枕头，那样侧身睡时便不会局限在一个地方。人的头部属阳，厌恶热，即使冬天在枕上辗转反侧，也不会嫌冷；如果枕头短，睡觉时产生热气，就会让人心生烦躁。

········ 养生管家板块 ········

怎样的枕头高度才适合自己

枕头合适与否，关键是枕头是否能维持人体颈部正常的生理曲线。平躺着睡觉时，过高的枕头，会造成颈椎曲度变直或反弓，从而压迫脊神经及椎动脉，引起颈部酸痛、头痛、头晕、耳鸣、手麻及失眠等症状。过低的枕头，容易引起脑供血不足、鼻黏膜充血肿胀，进而影响呼吸。那怎样的高度才合适呢？

一般人由于使用仰卧姿势时间较多，医生一般会建议使用一拳多一点的高度为宜，不宜达到一拳半的高度，因此枕头高度以10～15厘米较为合适。具体枕高还要因每个人的生理弧度而定，也就是人侧卧时肩膀的宽度。

❈ 枕头填充物有讲究

『 囊枕之物，乃制枕之要。 』

枕头的填充物，是制作枕头的关键。绿豆皮可以清热，但是质地稍显沉重；茶叶可以消除烦躁，但容易压成粉末；只有通草最好，轻松柔软，不影响听力。《千金方》说："喝得半醉半醒的时候，独自睡在床上，枕着软枕头，盖着可以暖到脚的被子，自然能静心，能合眼。"软枕头很多，但是完美的，大概就只有通草了。

陆游有"头风便菊枕"的诗句。菊花的香气，可以让头目安宁，只是恐怕容易长蠹虫。元朝马祖常诗说："半夜归心三径远，一囊秋色四屏香。"可见前人经常用它。《清异录》记载，卢文杞枕骨高，凡是坚实的枕头都不用，他缝制了一个青缯枕头，里面填充柳絮。**按**：《本草》记载，柳絮性凉，做枕头也适宜，但是有长虫子的弊端，更甚于菊花。吴旻的《扶寿方》记载，可以用菊花和艾叶做护膝。

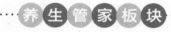
养生管家板块

枕头填充物知多少

养老的方法要因人而异，每位老人的身体健康状况不同，需要调节的根源不同，枕芯的选择自然也不尽相同。有闲暇时间的老人，不妨自己做一个合适的养生枕头。以下列举几种简单实用的枕头：

1.菊花枕

将干菊花装入布袋中做枕，适用于头痛、头晕、肿毒、风火眼赤昏花或血压偏高等病症，具有防治功效。

2.茶叶枕

把泡水喝过的茶叶晒干，再掺以少量茉莉花茶拌匀装袋即可。茶叶枕具有降压、清热、解毒、明目、利尿等功效。

3.五叶枕

将桑叶、竹叶、柳叶、荷叶和柿叶五种叶子掺匀并装袋而成。因其性味苦寒，故能治疗暑热头昏、眼赤模糊、咽喉肿痛和高血压等病症。

✿ 自制耳枕防气血不畅

> 侧卧耳必着枕。老年气血易滞，或患麻木，甚且作痛。

侧卧时耳朵必然会挨着枕头。老年人气血易滞，有时耳朵会出现麻木，甚至是疼痛的状况。可以制作耳枕，耳枕的长宽和枕一样，高不过寸，中间开一个小孔，卧时把它放在枕头上面，将耳朵放进去。听觉的灵敏与否与肾中精气相关，枕上耳枕，可以一并预防耳鸣、耳塞之病。

《山家清供》说："将磁石捣成细末，与枕头填充物混合一起装入枕头中，可以通耳窍，益目光。"还有女廉药枕，是用红心的柏木制成像匣子一样的枕头，放入了散风养血的药剂；枕面上密密麻麻地钻着小孔，使药气由内往外透；枕头外面再裹上稀疏的布后就可以枕用。《升庵外集》又说："要取黄杨木做枕头，必须在阴暗的夜晚里砍伐，这样做出来的枕头就不会开裂。"**按**：木枕坚实，夏天白天睡觉也可以使用。《箴铭汇抄》记载，苏彦的《楠榴枕铭》说："颐神靖魄，须以宁眠。"这恐怕未必如此。

长寿老人这么说

人体长期侧卧会压制耳边的血管和穴位，使人在清晨起床后耳鸣头晕，记忆力减退，尤其是对用脑较多的人影响更大。而耳枕中央依耳郭形状独特设计的小孔，有利于缓解侧卧时对耳朵神经系统的压迫，并降低了患耳疾的可能性。

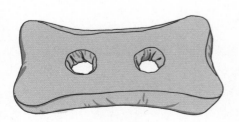

耳枕

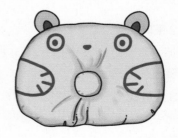

婴儿枕

侧卧时可用膝枕护腿

> 凡仰卧腿舒，侧卧两膝交加，有上压下之嫌。办膝枕，小于枕首者，置诸被侧，或左或右，以一膝任意枕之，最适。

人在仰卧时双腿最舒适，而侧卧时，两腿一上一下，就有一条腿压在另一条腿上的情况。这时候可以制作一个膝枕，比枕头小一些，放在被子的左右两边都可以。侧卧时，将一条腿的膝部任意放在枕头上面，这样最为舒适。

竹子编的像枕头一样的东西，圆长又稀疏透风，俗称"竹夫人"，又叫"竹几"，也是用来枕着膝盖的。苏东坡诗说："闻道床头惟'竹几'，夫人应不解卿卿。"黄庭坚说："竹夫人，大概是一种睡觉时让人感觉清凉的竹器，可以将手臂和膝盖垫在上面休息，这似乎不是夫人的职责，应该称之为'青奴'。"他还有诗说："我无红袖堪娱夜，正要青奴一味凉。"老年人只适宜在三伏天用竹枕头，入秋后凉气侵人，用了反而会伤害膝盖。

有名为"竹夹膝"的物品，取材自猫头大竹，把它削磨光，放在寝室里，作用和"竹夫人"相同。唐朝陆龟蒙有诗说："截得笻笮冷似龙，翠光横在暑天中。"但体实而不透气，挨着身体又过凉，不适合老人使用。

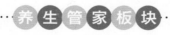
养生管家板块

枕头的使用须知

1.枕头不宜用石头质地的。

使用瓷器和瓦片材质的枕头，容易让寒气侵入脑中，造成头疼、眩晕等不良症状。

2.竹子做的枕头，仅夏天纳凉时可以用。

3.枕头也要经常晾晒消毒，定期更换枕芯。

按照医学专家的建议枕芯至少每两年换一次，最好每周晒一次。

❀ 药枕

「 《物类相感志》曰："枕中置麝少许，绝噩梦。"麝能通关、镇心、安神故也。 」

藤枕是用粗藤条疏编而成的枕头，可以让人感到凉爽。如果编得细密了，就只能作为装饰观赏了。如果再涂上漆，既不通气，又不收汗，是不能用作枕头的。藤枕中间是空的，枕头两端可以制作抽屉来藏物，但切勿把香花放进里面，以免香气透脑。

《物类相感志》说："枕中置放少许麝香，可以杜绝噩梦。"这是因为麝香能疏通孔窍、镇心安神。偶尔使用麝香就可以了，用多了用久了反而会使人疲乏。

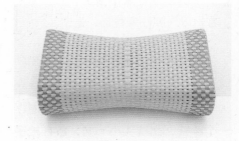

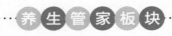

养生管家板块

1.药枕一般要求使用透气性能良好的棉布或纱布做枕套。

这样利于药物发挥功效，达到最佳效果。部分患者开始可能不适应中药的芳香气味，可在药枕之上放置一层薄棉枕或多放几层枕巾。

2.药枕要经常更换枕芯。

因为植物油容易挥发，药效会随时间减低，一般都是用一季就换一次。

3.使用药枕时，每隔2～3周应当置于阳光下晾晒1小时，以保持药物的干燥。

尤其是夏天出汗多，更应经常晾晒，以免发霉。

4.药枕要坚持使用，不可时用时停。

药枕疗法是一种长期治疗，起效缓慢，因此，必须坚持使用才可见效。

5.药枕不能随便使用，必须要因人而异，用药合适。

否则，有可能出现过敏、头晕、口鼻干燥等症状。

席

❀ 老人凉席巧挑选

『 蒲席见《周礼》，又《三礼图》曰："士，蒲席。"今俗亦常用。质颇柔软，适于羸弱之体。』

席子的种类很多。古人就座时必须设置席子，现在则用来作为寝具。比如竹席，《尚书》称其为笋席，如今在夏天民间就常常被铺来睡觉。但是新竹席耗精血，而旧竹席不收汗。或许在极热的时候，凭借着它能着体生凉，可以偶尔取来一用。广东、广西生产的藤席也是这样的。

蒲席始见于《周礼》，又《三礼图》说："士用蒲席。"现在民间也常用蒲席。蒲席质地颇为柔软，适合身体瘦弱的人使用。蒲席中特别好的，如嘉纹席、龙须席，与蒲席同类，虽然近地不生产，但还算容易买到。《显道经》说："席子柔软，人在睡觉时才能睡得久。"意思是说卧具要使人舒适，人才能久睡。

藤竹席，老年人不宜久卧常卧。柔软的垫子显得有点热，衬一张藤竹席，则可以借凉。深秋时节即使用柔软的席子也觉得稍冷，就用布做褥子，和衣而卧。如果又怕太热，可以用布做面子，蒲席做里子，将两者用针线缝合，则温凉适中了。《诗经》上说："乃安斯寝。"这样做也就差不多可以做到了。

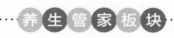

凉席知多少

现在席子的种类比起从前要更加丰富，而其中亚麻席、竹纤维凉席和粗布凉席，因为质地柔软、性质温和，所以更适合老人使用。

其中，粗布凉席是由手工织布而成，具有无污染、透气性好、吸汗、柔软舒适、不起静电、肌肤亲和力强等特点，因而广受老年人欢迎。

❀ 盛夏用开水擦拭凉席

『　　侧卧耳必着枕。老年气血易滞，或患麻木，甚且作痛。』

盛夏擦拭席子，也要用开水，才能彻底发散汗湿气。有些喜欢凉爽的人，会打井水来擦凉席，阴寒之气渗入席中，这留下的祸害可不小呀。又有人用大木盆盛井水放置在床底下，虽然凉气不是挨着身体的，但这也是不适宜的。只有在室内桌案上放置一个冰盘，人才能在凉气四散清热之时，也不会受到伤害。

席子底下容易成为跳蚤的潜伏地，特别搅扰睡眠。《物类相感志》说："苦楝花曝干后用来铺在席子底下，可以将跳蚤驱逐尽。"《千金月令》说："焚烧大枣熏炙床下，也能除跳蚤。"寄生在衣服间的虫子叫"虱"。《抱朴子》说："头虱是黑色的，但挨着身体就会变白；身虱是白色的，到头上就会变成黑色，这是由于受到环境影响而改变的。"《酉阳杂俎》说："岭南人得了病，会用虱子占卜，如果虱子朝身体爬去，则为吉兆；若虱子背对身体爬去，则为凶兆。"《草木子》又说："虱子爬行必定是向着北边的。"笔者认为虱子喜欢暗处，不是一定要朝北爬。用银朱和茶叶熏衣，可以除虱子。

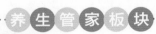

养生管家板块

老年人使用凉席的注意事项

虽然席子能纳凉，却并不适合老年人随意使用。因为老年人随着年龄的增长，阳气日渐衰退，所以使用席子时需尤其注意：

1.天气不到最热的时候，尽量不要使用席子。

因为席子本性凉，一时不小心容易造成身体不适。

2.用席子时不妨在席子上面铺一层床单。

这样既可吸汗，又缓解了凉席的寒性。

3.一旦天气转凉，就要把席子换下来。

❀ 常见席子的清洁与保养

人在夏天容易出汗，使用凉席时，汗水落到凉席上便会形成汗渍藏匿于凉席之中，而席缝间也会容易滋生螨虫，这对人的健康有着不可忽视的危害。所以清洁和保养好凉席，不仅是为了延长凉席的使用寿命，更是为了保证身体的健康。现代常用的席子有亚麻席、竹纤维凉席、粗布凉席、草席和藤席等。

席子	席子的清洁与保养
亚麻席	亚麻席最好水洗，避免机洗。水洗前在30～40℃的温水中浸泡10分钟，洗时不要用力拧，要轻轻揉搓。洗好后把席子整平自然阴干。最好使用中性洗涤剂，因为使用带有漂白性能的洗衣粉和肥皂会使亚麻席出现褪色现象
竹纤维凉席	可用浴室沐浴喷头对着竹纤维凉席冲洗，直到从席子上流下来的水变清为止，水温可适当调高些，有利于杀虫杀菌。也可选择用热水反复擦拭几遍。清洗完后放在阴凉处晾干，切勿置于太阳底下曝晒
粗布凉席	使用粗布凉席前，应先用水洗，并置于太阳下晒干。使用的过程中，要定期清洗席子，并每隔几日拿到阳光下晒半小时杀菌
草席	草席是螨虫容易滋生的地方，因此草席的清洁至关重要。新草席最好先在阳光下晒几小时，反复拍打几次，再用热水擦拭，然后放在阴凉处晾干。使用时，每天晚上睡前用热水擦拭一遍，第二年使用旧草席时，要再次清洗一遍，并置于阳光下晒透
藤席	藤席在使用前，应先用温湿毛巾把席子的正反面擦拭干净，然后晾干即可。平常也要经常擦拭席面，保持席子的清洁光滑

被

❀ 被子宽大，暖气不漏

『 被取暖气不漏，故必阔大。 』

被子的里子面子都应该用绸子，不应该用锦和缎，因为它们没有绸子柔软。被内装丝绵的，厚薄各备一床，随气候的变化或厚或薄。其中一床被子贴身盖，另外多准备几床装棉絮的被子，斟酌寒暖覆盖在丝棉被上。用棉絮被加盖，是取棉絮被均匀轻薄，而且可以逐渐添加，因而必须多准备几床棉絮被。

《身章撮要》说："大被子叫'衾'，单被子叫'裯'。"老年人独自睡觉，盖在身上的被子宜大些，这样才可以折叠成封套式，使暖气不散。此外，可以斟酌寒暖来加盖被子，加盖的被子必须比盖着的被子窄一尺多，两边不要折回，这样才会宽阔平坦，翻身时才舒服。有人用单被衬在被子里，但容易牵缠在一起，并

不适宜，只在夏初有需要。夏初也可以用窄被或夹被，效果都一样。

老年人畏寒，所以有人用毛皮制作被子。皮衣应当毛在外边，而皮被应当有毛的一面贴近身体，被面用绸，里面加上薄薄的棉絮，以宽大可以折叠为妥。但是与丝绵做的被子相比，其轻软度还是比不上的。

被子要使暖气不泄露，因此必须要宽大。被两边可以折叠，但折叠后睡卧的地方不容易平整，人在被子里也容易呼吸不畅，可以将两边缉合成筒状，不要太窄，必须斟酌就寝的方便，而且侧翻身时要能感到宽松舒适，脚后也要缝合起来，这种被子可以给它取名为"茧子被"，意为它和蚕茧一样周密。

❀ 鹅毛装被，暖而不热

> 《岭南志异》曰："邕州人选鹅腹之氄毛装被，质柔性冷，宜覆婴儿，兼辟惊痫。"

《岭南志异》说："邕州的人选鹅腹部的细毛装被子，质柔性冷，适宜给婴儿盖，还可以预防惊痫。"笔者认为如果其性属冷，老年人有时也适宜使用，只是婴儿体属纯阳，适宜常用。又《不自弃文》说："吃鹅肉后，鹅毛可以留下来，山洞里的住民可以把它们缝起来，抵御腊月的严寒。"唐代诗人柳宗元的诗说："鹅毛御腊缝山罽。"然而其性属冷，又能抵御腊月的寒冷，这就是所谓"暖不伤热"，将其填充在囊被里，也是尽善尽美了。

❀ 夜半天凉，起身添被

> 冬月子后霜落时，被口每觉加冷，东坡诗所谓"重衾脚冷知霜重"也。

冬天子时后霜降时，常常觉得被中更加寒冷，就如苏东坡诗中所说的"重衾脚冷知霜重"。所以另用薄棉被兜住脚后，并将被角斜拉至枕旁，感觉冷时，只要伸出手牵拉被角，把被子打开，这样就暖和了。凡是春秋天气，夜半后都会觉得稍有凉意，这时把夹被放在床上，根据寒冷情况加盖，这也是顺应天时的行为。《诗经·唐风·杕杜》的注疏说："天从早晨开始积累温暖，所以午后必然会热；从黄昏开始积累凉气，所以夜半之后一定会寒凉。"

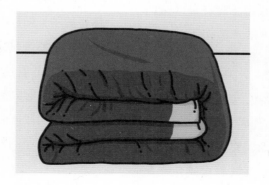

❀ 暖被工具，古今不同

> 《西京杂记》曰："长安有巧工作熏炉，名被中香，外体圆，中为机环，使炉体常平，以此熏被至佳。"

《西京杂记》说："长安有个巧工匠制作了熏炉，名为'被中香'，外面呈圆形，中间有机关环套，使炉体常平，用它来熏被最佳。"近来也有人仿照这种熏炉来制炉的，名为"香球"。《卫生经》说："热炉不得放置在头卧之处，否则火气入脑，恐怕会使人晕眩。"熏笼只可用于熏

长寿老人这么说

古代有"被中香""汤婆子"，而如今我们也有各式各样的暖水袋。购买暖水袋时一定要注意产品是否达到安全标准，以免发生意外。

香，如果用来暖被，则火气太过，应当在想睡眠时，先叫人拿着熏炉，在整张被子中移动，熨热被子，只要冷气除去了，就寝时就会感觉温暖如春。

有人制作了一种大锡罐，用热水注满，将罐口覆盖紧，整晚都放在被子里，可以代替熏炉，民间称其为"汤婆子"。然而终究是有湿气透露出来的，沾湿了被子也必定会沾湿身体，所以只是短时间使用时会胜于熏炉。黄山谷把它叫"脚婆"，明朝吴宽有诗说："穷冬相伴胜房空。"《博古图》记载，汉朝有温壶，是可以加入热水以温暖手脚的器具。这与汤婆子是同一类的。

❀ 夏夜大热，葛布遮身

> 夏月大热时，裸体而卧，本无须被，夜半后汗收凉生，必备葛布单被覆之。

夏月大热时，裸体而卧，本来不需要被子，但是夜半后汗收了便会生凉气，必须备有葛布单被盖在身上。葛布宽粗，盖起来不会完全贴合身体，但仍能起到遮护作用，不让身体受凉，早晨起床后，也会使人倍感精神抖擞。

常见被子的选择指南

现代研究发现，被子的填充物密度越大越蓬松，就越能够最大限度地在被子里保存空气，使空气流动相对减缓，挡住被子内外的空气流通，从而达到保暖的效果。如今市场上常见的保温效果好的被子有如下三种：

A.羽绒被

羽绒被的取材就是鸭、鹅腹部的绒毛，重量轻、蓬松度高、吸湿性强，保暖性能好。盖在身上无压迫感，适合于老年人使用。

羽绒被鉴定六步走

一按

将天然羽绒被平铺，静置三分钟，再用手按压被子，随即将手松开，如果能很快回弹恢复原状，即为佳品。回弹速度越快，羽绒质量越好。如果无弹性，则填充料很可能是鸡毛或是其他粉碎毛。

二摸

摸捏羽绒被，感觉有无完整的小毛片或过大过粗的长毛片、羽毛管等。如手感柔软又有完整的小毛片则是正品。

三拍

用力拍打被子，看有无粉尘溢出，粉尘溢出量越少越好。

四揉

用双手揉搓被子，若有毛绒钻出，则说明被面是仿绒面料。

五闻

接近羽绒被做深呼吸数次，无异味则是佳品。

六掂

用手掂量羽绒被的重量，同时观看体积的大小，重量越轻体积越大越好。

B.羊毛被

羊毛的吸湿性、透气性及保温性均优于棉纤维，是老人冬季的最好选择。保养羊毛被记住不能用重物压，也不要拿在阳光下曝晒，应该放在阴凉干燥处多晾一段时间。

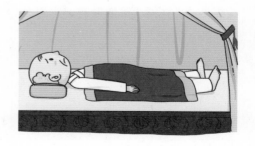

羊毛被鉴定三步走

一看

一定要认准是否有纯新羊毛标志。同时要看包裹布料，外层布一定不能有涂层的，因为有涂层的就很有可能内里羊毛油脂率、杂质去除都不过关，而用外层来防止外渗。

二闻

闻一下羊毛被的味道，经过碳化、清洗、梳理的羊毛不会有任何异味和羊膻味儿。

三摸

摸一下被子的柔软度，如果被子发硬或者发脆，则可能是面料有海绵或涂层，这样的被子舒适性差，而且可能甲醛超标。

C.蚕丝被

蚕丝属纯天然动物蛋白纤维，它集轻、柔、滑、细为一体，被誉为"纤维皇后"，不仅吸湿、抗静电、无刺痒感，还对人体肌肤有一定的保健功效，因此又被称作"人体的第二皮肤"。

蚕丝被鉴定五步走

一看被面

优质的蚕丝外观具有珍珠般的色泽，对光线具有漫折射的性能。

二看看样口

每条蚕丝被都应有个看样口，一般在20～30厘米之间。因为看样口小，厂家可能用好的蚕丝做口，蒙蔽消费者。

三看蚕丝

优质蚕丝应为乳白色略黄，表面有柔和的光泽、丝纤维很长，每层丝都像一张网，且可能伴有少量蛹壳。拉开表面蚕丝后，内部是无成团的絮状碎蚕丝，如果还有一排一排的线缝在被子上，那十有八九是短纤维拼成的假蚕丝被。

四摸

优质的蚕丝触感柔顺滑腻富弹性，无硬性团块；而劣质蚕丝则触感粗糙无柔性，无润泽感，茧茎、茧块、生茧片、蛹蜕相对较多。

五闻

味道带有油性或霉臭味的蚕丝均为劣质品。

褥

❀ 贴身褥子宜每年更换

『　稳卧必得厚褥。老人骨瘦体弱，尤须褥厚，必宜多备，渐冷渐加。』

想要安稳地睡觉必须用厚褥。老人骨瘦体弱，更加需要厚褥，而且必须多预备几床，渐冷渐加。每年要把其中一床褥子更换上新棉絮，贴身铺用，人在睡觉时便会倍感松软。如此依次更换，则每年都有新棉絮褥子贴身使用了。装了骆驼绒的褥子，温暖程度胜于平常的褥子，但不容易购买到。北方天气严寒，有人将褥子铺到一尺多厚，但这必须铺在实木板床上，睡觉的时候才能感觉柔软平整，因此往往认为睡砖炕上最为适宜。

❀

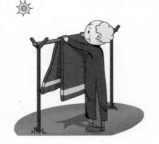

❀ 古时有皮褥与芦花褥

『　芦花一名蓬蘽，可代絮作褥。《本草》曰性寒，以其禀清肃之气多也。』

司马光说："刘恕从洛阳回来，没有御寒用品，我把貂皮褥子借给他。"凡是皮都可以制作成褥子，羊士谔在《皮褥》一诗说："青毡持与藉，重锦裁为饰。"是说用毡子衬其底，以锦缘饰其边。睡觉时把有毛的一面贴着身体，才能与棉絮褥子不同。有人用西藏的氆氇作褥面，或者用西洋绒布单铺褥面，铺褥子时，被子一定要用窄一点的，否则褥子就不能挨着身体了，就算褥子再暖也无法感受得到。

芦花又叫蓬蘽，可以代替棉絮做褥子。《本草》说芦花性寒，这是因为它禀受秋天寒凉之气多的缘故。芦花质地蓬松，装进褥子，就会平实合体，老年人在夏末秋初时用它，颇能获益。也有人用芦花来填充被子的，元朝吴景奎在《咏芦花被》说："雁声仿佛潇湘夜，起坐俄惊月一床。"只是芦花装在被中容易散乱，如果再蒙上丝绵，又担心会太热，唯有装入极薄的一层芦花，再用针线密缝。

❀ 晒被褥的学问

> 阳光益人，且能发松诸物。褥久卧则实，隔两三宿，即就向阳处晒之，毋厌其烦，被亦然。

阳光对人有益，而且能使各种东西都蓬松。褥子经久卧后就硬实了，所以每隔两三天，就应该把褥子放到太阳底下晒，不要嫌麻烦，被子也要这么做。晒后不仅棉絮更加松软了，整夜睡觉时也能感受到阳光的余暖，这些好处笔者都有确实体验。黄梅时节，睡的席子尤其应当频繁晒太阳。《异苑》说："五月不要晒垫子和席子。"这一说法不足为据。南宋诗人范成大有诗说："候晴先晒席。"只有长夏时切忌晒席晒褥被，因为担心暑气会潜伏在席子褥被当中，侵害人体还不易察觉。

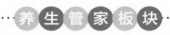

晒被褥的学问

干净的褥子3个月不晒，就能有几百万只螨虫，更别说是经常用的褥子。而阳光中的紫外线能杀灭真菌和螨虫，还能清除卧室中的化学物质，如甲醛以及其他异味。但晒被褥也是有讲究的。

1.晒被褥时间不能过长。

因为阳光中的紫外线在杀灭病菌的同时，也会氧化纤维素。长时间的曝晒，会引起纤维素的损伤，其保暖性能就会大大下降。

2.一般在中午的11点到下午的2点是晒被褥的最佳时间。

3.不是所有的被子都适合曝晒。

天然的棉絮被可以晒，而合成的纤维棉絮、羽绒被和羊毛被则不能。

4.晒被子不应该拍打。

拍打后的被子保暖性能会下降。

❀ 夏褥

> 羸弱之躯，盛夏不能去褥而卧。

老年人身体羸弱，盛夏时不能去掉褥子睡觉。有人将麻皮捶熟，并截成一寸寸的，用葛布做褥的里子面子，再把麻皮填充进去，虽然褥子质地松软适体，但其性微温，不是使人受益之物。有人刮竹皮晒干后装入褥子，可以凉血除热，比麻皮好。又《本草》说："凡是骨节疼痛，还有患疮疡不能挨着席子睡觉的人，可以将麦麸装进褥子睡觉。"麸是麦皮，性冷疮疡，并能止汗，与竹皮相比，益处相当而且置办容易。而且以此类推，用它来填充枕头，也不是不可以的。

《四川邛州志》说："邛州这个地方盛产棕树，当地居民用它编成草席。"《释名》说："荐，是用来自垫的东西。"垫子没有里子面子，没有边饰，蒲草芦苇都可以用来制作，而棕垫尤其松软而且不烦热，夏天使用，可以任意加厚，来支撑老年人瘦弱的骨头。曹植在《九咏》说："茵荐兮兰席。"可见垫子也是古人使用的东西。

《交广物产录》说："高州出产纸褥，有一寸多厚，用杵捶软，竟然同装入棉絮一般。"老年人在夏秋时睡卧，不会觉得烦热。也有人用数十层葛布做褥子的。

养生管家板块

麻褥子都是相当合适的。这些褥子的原材料都是纯天然的植物纤维，对皮肤没有什么刺激，而且吸湿性好，使用起来十分舒服。当然，有兴趣的老年朋友，也可以参考曹庭栋老先生提供的做法，自己动手做一条适合自己身体需要的褥子。竹皮褥凉血，棕褥去烦热，纸褥子柔软。自己制作一条褥子，既能称心如意，又能打发一下闲暇的时光，未尝不是一件养老乐事。

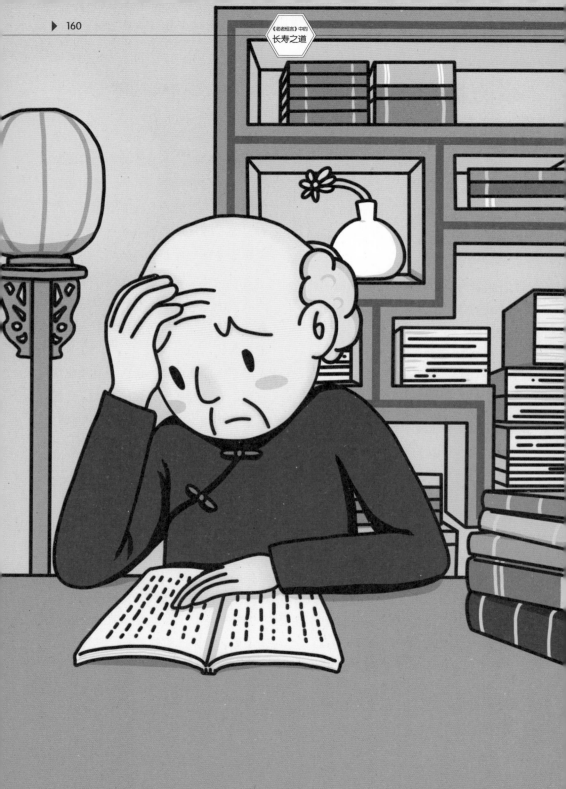

以亲身体验随笔著述

笔者写这本书，是去年得病的闲暇之余，以此作为消遣的。那时气虚体弱，所以特别留意有什么调养的方法，书中所写的，有的是自己的亲身体会，有的是来源于前人的经验之谈，有的从平时与人交流中所得，经过斟酌考虑，记录了下来，也跟着这些方法去做。到今年秋天，精力已经逐渐恢复。大约病后想恢复元气，少年人以日计算，中年人以月计算，到了老年人，则以年计算。想要追求速效，没有什么方法。这本书共四卷，按顺序写完，因为是自己的亲身体会，所以就随笔记录下来了。另有《粥谱》一书，是冬初时续写的，附在书后，是第五卷。

曹慈山

Part 5
粥膳，
为养生之妙方

南宋文学家陆游说：
"世人个个学长年，
不悟长年在目前。
我得宛丘平易法，
只将食粥致神仙。"

粥谱说

> 粥能益人，老年尤宜。

　　粥对人很有裨益，尤其是对老年人。前面的卷章中多次提及，不过都是简略地列举它的概要，并没有明白地阐述它的食用方法。参考医药及养生书籍，煮粥的方法很多，只是方法各有不同，煮粥本来就有轻清重浊的区别，记载在不同书中，未免过于分散显得十分杂乱。笔者认为粥是日常食品，参考各种配方用来调养身体，主要是选择适合自己口味的，有的偶尔用来当药膳治疗疾病，吃起来并不舒服，但这又不足以成为弃用它的原因。不经过汇编录入、不对粥进行分类，查找使用起来也不大方便，老年人调治身体又缺乏参考书籍。因此特意撰写为《粥谱》，依次从米、水、火候、食用时间分析。不以调养身体功力的深浅为区分标准，将气味轻清、香美适口的作为上品，稍微差一点的为中品，气味重浊的是下品，以整数为主，收录一百种粥品，只是删减了入口口感不好的而已。这些粥品配方取自前人，已经自己改良。同时也注明了出自何处，以便大家考核证实，也是为了让大家更好地了解它。粥品配方虽然是固定的，但是治疗疾病却不是固定的，治疗的配方也可以改变。这里也有一些根据笔者自己想法创造的配方，有益身体且入口口感适宜，仅作为老年人调养的备选。如果大家都推崇食疗，那么能加入粥中的药品还有很多，选择适宜的来使用，为什么不从自我创新开始呢？更希望未来有人能明白这些道理，并加以实践。

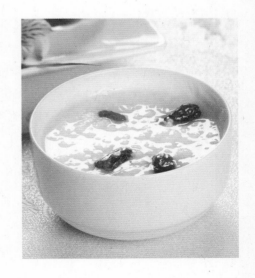

择米第一

『 米用粳，以香稻为最，晚稻性软，亦可取，早稻次之，陈廪米则欠腻滑矣。 』

选择粳米煮粥时，最好选择香稻米，晚稻米较软，也可取用，早稻米较差，储存太久的陈米差了点儿口感。新凿开的秋稻香气足，放久了会有陈米的气息，需要将稻谷悬挂在通风的地方，需用时再凿开使用；炒白米和焦锅巴，这两种口感不够腻滑，但是香燥气却能去湿开胃。《本草纲目》记载，粳米、籼米、粟米、粱米粥，有利尿、止渴、养脾胃的效果；糯米、秫米、黍米粥，可以益气、治虚寒引起的腹泻呕吐。而配方中若有米作为主要成分，药性猛烈的药物可以缓和药力，药性平稳的可以更好地发挥功效，这大概就是粥精妙神奇的地方吧？

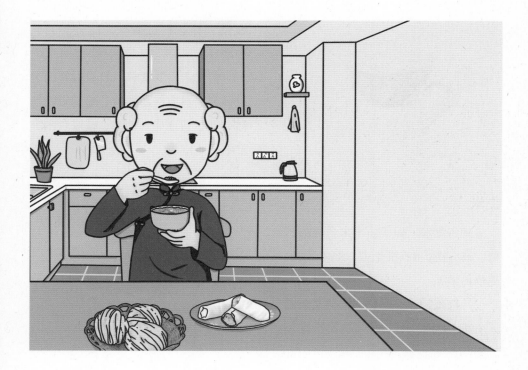

❀ 谷物知多少

大米

　　大米还含有蛋白质、维生素B$_1$、维生素B$_2$、钙、磷、铁、葡萄糖、果糖、麦芽糖、谷维素、花青素等营养成分。

　　具有护肤的功效，可补充肌肤缺失的水分，使皮肤充满弹性。大米所含的水溶性食物纤维可将肠内的胆酸汁排出体外，有助于预防动脉粥样硬化等心血管疾病。

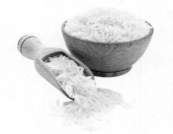

小米

　　又名粟米、稞子。小米含淀粉、钙、磷、铁、B族维生素、维生素E、胡萝卜素等。

　　具有减轻皱纹、色斑，抑制色素沉着的功效，又能防治消化不良及口角生疮。小米还具有滋阴养血的作用，可以使产妇虚寒的体质得到调养。

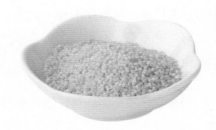

紫米

　　又名"补血米""长寿米"。紫米的主要成分是糖类、赖氨酸、色氨酸、B族维生素、叶酸、脂肪等，以及铁、锌、钙、磷等人体所需的矿物质。

　　含有丰富的营养，具有很好的滋补效果。具有补血益气、暖脾胃的功效，对于胃寒痛、消渴、夜尿频密等症有一定疗效。

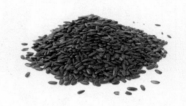

红米

又名红曲霉、红大米、高山红。其营养价值比白米、糙米都高，因其含有铁质，故颜色呈紫红色。红米含蛋白质、糖类、膳食纤维、磷、铁、铜和多种维生素。

有补血及预防贫血的功效，能改善营养不良、夜盲症和脚气病等，又能有效舒缓疲劳、精神不振和失眠等症状。有抑制致癌物质的作用，尤其对预防结肠癌的作用更为明显。具有降血压、降血脂的作用，其所含的红曲霉素K可阻止胆固醇的生成。

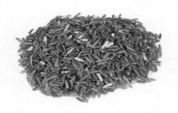

黑米

稻米中的珍贵品种，外表墨黑，营养丰富，有"黑珍珠"和"世界米中之王"的美誉。黑米含蛋白质、糖类、维生素B_1和维生素C、钙、铁、磷等。

能降低血液中胆固醇含量，有助于预防冠状动脉粥样硬化引起的心脏病。黑米中的黄酮类化合物能维持血管正常渗透压，减轻血管脆性，防止血管破裂，还有止血的作用。此外，还具有清除自由基、改善缺铁性贫血、抗应激反应，以及免疫调节等多种功能。

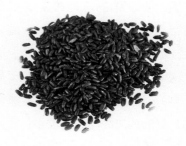

长寿老人这么说

平常煮食大米时，不妨掺入少许其他类别的米混合蒸煮，让自己一顿粥或饭就能获取多种营养。

择水第二

> 水类不一，取煮失宜，能使
> 粥味俱变。

水的种类有所不同，煮粥时选用不当，会使粥的味道改变。初春的雨，有着春阳生发的气息，最为有益。梅雨时节的雨，湿热熏蒸，人如果感染了就会生病，物品感染了就会发霉，这已经得到证实是不能使用的。夏天秋天的淫雨是潦水，是水汽积郁很久然后爆发的，韩愈有诗说："洪潦无根源，朝灌夕已除。"有人说潦水利热、不助湿气，笔者看来未必。冬天的雪水甘寒解毒，可以治疗流行病；春天的雪水生虫、容易腐败，不适合使用。此外，长流水什么时候都适合取用，山泉水根据所处位置不同而性能有所不同，池沼的静水有毒。井中的水清冽，清晨的第一桶水，称为井华水，集天地精华，浮在水面上，用它来煮粥，不用借助他物，它的颜色天然微绿，使粥品更加香美，与其他水不同。用缸来贮藏水，并放置朱砂块沉于缸底，可以解百毒，并有助人长寿。

火候第三

> 煮粥以成糜为度，火候未
> 到，气味不足，火候太过，气味
> 遂减。

煮粥以煮到糜烂的程度为最好，火候不到，气味不足；火候过了，气味减弱。烧火用桑柴最好。《抱朴子》记载，所有药物不用桑柴煎制不能服用。桑树吸收箕星的精华长成，可以除风、辅助发挥药力。栎炭火性紧，煮粥时要沸腾不停，紧火是可以用的。煮粥时应该先煮水，用勺子扬起数十次、沸腾数十次，然后再下米，让水性动荡，这样，营养输送快捷。煮的时候一定要用瓷罐，不可使用铜锡制品。用砻糠稻草点燃慢火熬煮，火候会失度，不可取。

食候第四

> 就调养而论，粥宜空心食，或作晚餐亦可，但勿再食他物，加于食粥后。

有的老人整天食用粥品，不计顿数，饿了就吃，这样也能强身健体、延年益寿，但这也是少有的个例。**粥适合空腹食用，或者作为晚餐，但不可以在吃完粥后再吃别的食物。**食用时不能吃太饱，虽然没有停滞的顾虑，但是稍微感觉胀满，胃就受伤了。喝粥时，应食热粥，即使身体会微热发汗，但足以通利血脉。喝粥时，也不应该佐以其他食物，否则不能完全吸收粥品的全部营养；实在做不到，也只能用嘴唇沾沾咸味，稍微缓解下粥的淡味就好。

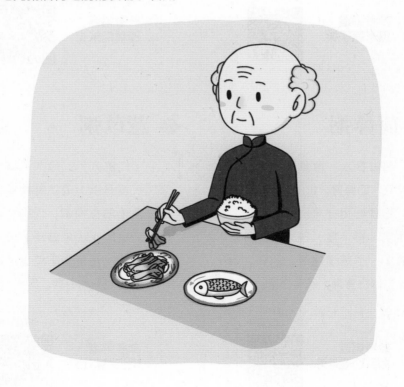

上品三十六

❁ 莲肉粥

《圣惠方》："补中强志。"**按**：兼养神益脾固精，除百疾。去皮心，用鲜者煮粥更佳。干而如经火焙，肉即僵，煮不能烂，或磨粉加入。湘莲胜建莲，皮薄而肉实。

参考粥谱
黑米莲子粥

扫一扫看视频

❁ 藕粥

慈山参入。治热渴，止泻，开胃消食，散留血，久服令人心欢。磨粉调食，味极淡，切片煮粥，甘而且香。凡物制法异，能移其气味，类如此。

参考粥谱
莲藕糯米粥

扫一扫看视频

❁ 荷鼻粥

慈山参入。荷鼻即叶蒂，生发元气，助脾胃，止渴、止痢、固精。连茎叶用亦可。色青形仰，其中空，得《震》挂之象。《珍珠囊》："煎汤烧饭，和药，治脾。"以之煮粥，香清佳绝。

参考粥谱
南瓜莲子荷叶粥

扫一扫看视频

❁ 薏苡粥

《广济方》：治久风湿痹。又《三福丹书》云：补脾益胃。**按**：兼治筋急拘挛，理脚气，消水肿。张师正《倦游录》云：辛稼轩患疝，用薏珠东壁土炒服，即愈，乃上品养心药。

参考粥谱
桃仁薏仁粥

扫一扫看视频

❀ 芡实粥

《汤液本草》："益精强志，聪耳明目。"**按：**兼治湿脾、腰脊膝痛、小便不禁、遗精白浊。有粳、糯二种，性同，入粥俱需烂煮，鲜者佳，扬雄《方言》曰："南楚谓之鸡头。"

参考粥谱
芡实大米粥

扫一扫看视频

❀ 扁豆粥

《延年秘旨》："和中补五脏。"**按：**兼消暑除湿解毒，久服发不白。荚有青、紫二色，皮有黑、白、赤、斑四色，白者温，黑者冷，赤、斑者平。入粥去皮，用干者佳，鲜者味少淡。

参考粥谱
扁豆白果粥

扫一扫看视频

❀ 御米粥

《开宝本草》："治丹石发动，不下饮食。和竹沥入粥。"**按：**即罂粟子，《花谱》名丽春花。兼行风气，逐邪热，治反胃、痰滞、泻痢，润燥固精。水研滤浆入粥，极香滑。

❀ 香稻叶粥

慈山参入。**按：**各方书俱烧灰淋汁用，惟《摘元妙方》，糯稻叶煎，露一宿，治白浊。《纲目》谓"气味辛热"，恐未然。以之煮粥，味薄而香清，薄能利水，香能开胃。

❀ 姜粥

　　《本草纲目》：温中，辟恶气。又《手集方》云：捣汁煮粥，治反胃。**按**：兼散风寒，通神明，取效甚多。《朱子语录》有"秋姜夭人夭年"之语，治疾勿泥。《春秋运斗枢》曰：璇星散而为姜。

参考粥谱
红枣生姜粥

扫一扫看视频

❀ 胡桃粥

　　《海上方》：治阳虚腰痛，石淋五痔。**按**：兼润肌肤，黑须发，利小便，止寒嗽，温肺润肠。去皮研膏，水搅滤汁，米熟后加入，多煮生油气，或加杜仲、茴香，治腰痛。

参考粥谱
薏米核桃粥

扫一扫看视频

❀ 丝瓜叶粥

　　慈山参入。丝瓜性清寒，除热利肠，凉血解毒。叶性相类，瓜长而细，名马鞭瓜，其叶不堪用。瓜短而肥，名丁香瓜。其叶煮粥香美，拭去毛，或姜汁洗。

❀ 桑芽粥

　　《山家清供》：止渴明目。**按**：兼利五藏，通关节，治劳热，止汗。《字说》云：桑为东方神木。煮粥用初生细芽，苞含未吐者，气香而味甘。《吴地志》曰：焙干代茶，生津清肝火。

❀ 杏仁粥

《食医心镜》：治五痔下血。**按**：兼治风热咳嗽，润燥。出关西者名巴旦，味甘尤美。去皮尖，水研滤汁，煮粥微加冰糖。《野人闲话》云：每日晨起，以七枚细嚼，益老人。

扫一扫看视频

参考粥谱
芝麻杏仁粥

❀ 胡麻粥

《锦囊秘录》：养肺，耐饥耐渴。**按**：胡麻即芝麻。《广雅》名藤宏，坚筋骨，明耳目，止心惊，治百病。乌色者名巨胜，仙经所重，栗色者香却过之，炒研加水，滤汁入粥。

扫一扫看视频

参考粥谱
黑芝麻燕麦粥

❀ 松仁粥

《纲目》方：润心肺，调大肠。**按**：兼治骨节风，散永气、寒气，肥五藏，温肠胃。取洁白者，研膏入粥，色微黄，即有油气，不堪用。《列仙传》云：偓佺者，好食松实，体毛数寸。

扫一扫看视频

参考粥谱
杏仁松子大米粥

❀ 菊苗粥

《天宝单方》：清头目。**按**：兼除胸中烦热，去风眩，安肠胃。《花谱》曰：茎紫，其叶味甘者可食，苦者名苦薏，不可用。苗乃发生之气聚于上，故尤以清头目有效。

❀ 菊花粥

> 慈山参入。养肝血，悦颜色，清风眩，除热解渴，明目。其种以百计。《花谱》曰：野生单瓣，色白，开小花者良，黄者次之。点茶亦佳。煮粥去蒂，晒干磨粉和入。

❀ 佛手柑粥

> 《宦游日札》：闽人以佛手柑做菹，并煮粥，香清开胃。**按：** 其皮辛，其肉甘而微苦。甘可和中，辛可顺气，治心胃痛宜之，陈者尤良。入粥用鲜者，勿久煮。

❀ 梅花粥

> 《采珍集》：绿萼花瓣，雪水煮粥，解热毒。**按：** 兼治诸疮毒。梅花凌寒而绽，将春而芳，得造物生气之先。香带辣性，非纯寒。粥熟加入，略沸。《埤雅》曰：梅入北方变杏。

❀ 百合粥

> 《纲目》方：润肺调中。**按：** 兼治热咳、脚气。嵇含《草木状》云：花白叶阔为百合，花红叶尖为卷丹。卷丹不入药。窃意花叶虽异，形相类而味不相远，性非迥别。

❧ 砂仁粥

《拾便良方》：治呕吐，腹中虚痛。**按：**兼治上气咳逆、胀痞，醒脾，通滞气，散寒饮，温肾肝。炒去翳，研末点入粥。其性润燥。韩懋《医通》曰：肾恶燥，以辛润之。

❧ 枸杞叶粥

《传信方》：治五劳七伤，豉汁和米煮。**按：**兼治上焦客热，周痹风湿，明目安神。味甘气凉，与根皮及子，性少别。《笔谈》云：陕西极边生者，大合抱，摘叶代茶。

❧ 五加芽粥

《家宝方》：明目止渴。**按：**《本草》：五加根皮效颇多。又云：其叶作蔬，去皮肤风湿，嫩芽焙干代茶，清咽喉，作粥，色碧香清，效同。《巴蜀异物志》名文章草。

❧ 茗粥

《保生集要》：化痰消食，浓煎入粥。**按：**兼治疟痢，加姜。《茶经》曰：名有五：一茶，二槚，三蔎，四茗，五荈。《茶谱》曰：早采为茶，晚采为茗。《丹铅录》：茶即古"荼"字。《诗》"谁谓荼苦"是也。

❀ 枇杷叶粥

『　　《枕中记》：疗热嗽。以蜜水涂炙，煮粥去叶食。**按：** 兼降气止渴，清暑毒。凡用，择经霜老叶，拭去毛，甘草汤洗净，或用姜汁炙黄，肺病可代茶饮。』

❀ 苏叶粥

『　　《慈山参入》：按《纲目》，用以煮饭，行气解肌。入粥功同。**按：** 此乃发表散风寒之品，亦能消痰和血止痛。背面皆紫者佳。《日华子本草》谓：能补中益气，窃恐未然。』

参考粥谱
枸杞紫苏粥

扫一扫看视频

❀ 苏子粥

『　　《简便方》：治上气咳逆。又《济生方》加麻子仁，顺气顺肠。**按：** 兼消痰润肺。《药性本草》曰：长食苏子粥，令人肥白身香。《丹房镜源》曰：苏子油能柔五金八石。』

参考粥谱
麻仁苏子粥

扫一扫看视频

❀ 藿香粥

『　　《医余录》：散暑气，辟恶气。**按：** 兼治脾胃，吐逆霍乱，心腹痛。开胃进食。《交广杂志》谓：藿香木本。金楼子言：五香共是一木，叶为藿香，入粥用南方草本，鲜者佳。』

参考粥谱
荷叶藿香薏米粥

扫一扫看视频

❀ 薄荷粥

《医余录》：通关格，利咽喉，令人口香。**按**：兼止痰嗽，治头痛脑风，发汗，消食，下气，去舌苔。《纲目》云：煎汤煮饭，能去热，煮粥尤妥。

参考粥谱
薄荷糙米粥　　　　扫一扫看视频

❀ 花椒粥

《食疗本草》：治口疮。又《千金翼》：治下痢腰腹冷。加炒面煮粥。**按**：兼温中暖肾，除湿，止腹痛。用开口者，闭口有毒。《巴蜀异物志》云：出四川清溪县者良，香气亦别。

参考粥谱
花椒生姜粥　　　　扫一扫看视频

❀ 松叶粥

《圣惠方》：细切煮汁做粥，轻身益气。**按**：兼治风湿疮，安五脏，生毛发，守中耐饥；或捣汁澄粉曝干，点入粥。《字说》云：松柏为百木之长，松犹公也，柏犹伯也。

❀ 柏叶粥

《遵生八笺》：神仙服饵。**按**：兼治呕血便血，下痢烦满。用侧柏叶随四时方向采之，捣汁澄粉入粥。《本草衍义》云：柏木西指，得金之正气，阴木而有贞德者。

❀ 栗粥

《纲目》方：补肾气，益腰脚，同米煮。**按：**兼开胃活血。润沙收之，入夏如新：《梵书》名笃迦，其扁者日栗楔，活血尤良。《经验方》云：每早细嚼风干栗，猪肾粥助之，补肾效。

扫一扫看视频

参考粥谱
栗子小米粥

❀ 绿豆粥

《普济方》：台消渴饮水。又《纲目》方：解热毒。**按：**兼利小便，厚肠胃，清暑下气皮寒肉平，用须连皮，先煮汁，去豆下米煮。《夷坚志》云：解附子毒。

扫一扫看视频

参考粥谱
海带绿豆粥

❀ 鹿尾粥

《慈山参入》：鹿尾，关东风干者佳，去脂膜，中有凝血，如嫩肝，为食物珍品，碎切煮粥，清而不腻，香有别韵，大补虚损。盖阳气聚于角。阴血汇于尾。

❀ 燕窝粥

《医学述》：养肺化痰止嗽，补而不滞，煮粥淡食有效。**按：**《本草》不载，《泉南杂记》采入，亦不能确辨是何物。色白治肺，质清化痰，味淡利水，此其明验。

扫一扫看视频

参考粥谱
燕窝鲜贝粥

中品二十七

❖ 山药粥

《经验方》：治久泄。糯米水浸一宿，山药炒热，加砂糖、胡椒煮。**按**：兼补肾精，固肠胃。其子生叶间，大如铃，入粥更佳。《杜兰香传》云：食之辟雾露。

参考粥谱
山药鸡茸粥

扫一扫看视频

❖ 白茯苓粥

《直指方》：治心虚、梦泄、白浊。又《纲目》方：主清上实下。又《采珍集》云：治欲睡不得睡。按《史记·龟策传》：名伏灵，谓松之神灵所伏也。兼安神渗湿益脾。

参考粥谱
枣参茯苓粥

扫一扫看视频

❖ 赤小豆粥

《日用举要》：消水肿。又《纲目》方：利小便，治脚气，辟邪厉。**按**：兼治消渴，止泻痢、腹胀、吐逆。《服食经》云：冬至日食赤小豆粥，可厌疫鬼，即辟邪厉之意。

参考粥谱
赤小豆麦片粥

扫一扫看视频

❖ 天花粉粥

《千金·月令》：治消渴。**按**：即栝楼根。《炮炙论》曰：圆者为栝，长者为楼，根则一也。水磨澄粉入粥，除烦热，补虚安中，疗热狂时疾，润肺降火止嗽，宜虚热人。

参考粥谱
天花粉银耳百合粥

扫一扫看视频

✿ 蚕豆粥

《山家清供》：快胃和脾。
按：兼利脏腑。《本经》不载，
《万表积善堂方》云：有误吞
针，蚕豆同韭菜食，针自大便
出，利脏腑可验。煮粥宜带露采
嫩者，去皮用，皮味涩。

参考粥谱
蚕豆枸杞粥

扫一扫看视频

✿ 腐浆粥

《慈山参入》：腐浆即未点
成豆腐者，诸豆可制，用白豆居
多。润肺消胀满，下大肠浊气，
利小便。暑月入人汗有毒，北方
呼为甜浆粥，解煤毒，清晨有肩
挑鬻于市。

✿ 面粥

《外台秘要》：治寒痢、白
泻。麦面炒黄，同米煮。**按：**兼
强气力，补不足，助五脏。《纲
目》曰：北面性平，食之不渴，
南面性热，食之发渴，随地气而
异也。《梵书》名迦师错。

✿ 龙眼肉粥

《慈山参入》：开胃悦脾，
养心益智，通神明，安五脏，其
效甚大。《本草衍义》曰：此专
为果，未见入药。非矣。《名医
别录》云：治邪气去蛊毒，久服
强魂轻身不老。

参考粥谱
紫薯桂圆小米粥

扫一扫看视频

❊ 大枣粥

『　《慈山参入》：**按：**道家方药，枣为佳饵，皮利肉补。去皮用，养脾气，平胃气，润肺止嗽，补五脏，和百药。枣类不一，青州黑大枣良，南枣味薄微酸，勿用。』

❊ 蔗浆粥

『　《采珍集》：治咳嗽虚热，口干舌燥。**按：**兼助脾气，利大小肠，除烦热，解酒毒。有青、紫二种，青者胜，榨为浆，加入粥，如经火沸，失其本性，与糖霜何异。』

❊ 柿饼粥

『　《食疗本草》：治秋痢。又《圣济方》云：治鼻窒不通，**按：**兼健脾涩肠，止血止嗽，疗痔。日干为白柿，火干为乌柿，宜用白者：干柿去皮纳瓮中，待生白霜，以霜入粥尤佳。』

参考粥谱
柿饼粥

扫一扫看视频

❊ 枸杞子粥

『　《纲目》方：补精血，益肾气。**按：**兼解渴除风，明目安神。谚云：去家千里，勿食枸杞。谓能强盛阳气也。《本草衍义》曰：子微寒，今人多用为补肾药，未考经意。』

参考粥谱
枸杞猪肝粥

扫一扫看视频

❀ 枳椇粥

『 《慈山参入》：**按：**俗名鸡距子，形卷曲如珊瑚，味甘如枣，《古今注》名树蜜，除烦清热，尤解酒毒。醉后次早，空腹食此粥颇宜。老枝嫩叶，煎汁倍甜，亦解烦渴。 』

❀ 小麦粥

『 《食医心镜》：治消渴。**按：**兼利小便，养肝气，养心气，止汗。《本草拾遗》曰：麦凉面温，麸冷面热。备四时之气，用以治热。勿令皮拆，拆则性热，须先煮汁，去麦加米。 』

参考粥谱
小麦红豆玉米粥

扫一扫看视频

❀ 木耳粥

『 《鬼遗方》：治痔。**按：**桑、槐、楮、榆、柳为五木耳。《神农本草经》云：益气不饥，轻身强志。但诸木皆生耳，良毒亦随木性。煮粥食，兼治肠红。煮必极烂，味淡而滑。 』

参考粥谱
木耳淮山粥

扫一扫看视频

❀ 菱粥

『 《纲目》方：益肠胃，解内热。**按：**《食疗本草》曰：菱不治病，小有补益，种不一类，有野菱生陂塘中，壳硬而小，曝干煮粥，香气较胜。《左传》"屈到嗜芰"即此物。 』

参考粥谱
菱角莲藕粥

扫一扫看视频

❈ 淡竹叶粥

《慈山参入》：**按**：春生苗，细茎绿叶似竹，花碧色，瓣如蝶翅，除烦热，利小便，清心。《纲目》曰：淡竹叶煎汤煮饭，食之能避暑，煮饭曷若煮粥尤妥。

参考粥谱
杏仁松子大米粥

扫一扫看视频

❈ 贝母粥

《资生录》：化痰、止嗽、止血，研入粥。**按**：兼治喉痹目眩，及开郁，独颗者有毒。《诗》云：言采其虻，壶本作莔。《尔雅》，莔，贝母也。《诗》本不得志而作，故曰采壶，为治郁也。

参考粥谱
贝母糙米粥

扫一扫看视频

❈ 竹叶粥

《奉亲养老书》：治内热、目赤、头痛。加石膏同煮，再加砂糖，此即仲景竹叶石膏汤之意。**按**：兼疗时邪发热，或单用竹叶煮粥，亦能解渴除烦。

参考粥谱
麦门冬竹叶粥

扫一扫看视频

❈ 牛乳粥

《千金翼》：白石英、黑豆饲牛，取乳作粥，令人肥健。**按**：兼健脾除疸黄。《本草拾遗》云：水牛胜黄牛。又芝麻磨酱，炒面煎茶加盐和入乳，北方谓之面茶，益老人。

❀ 竹沥粥

《食疗本草》：治热风。又《寿世青编》云：治痰火。**按：**兼治口疮、目痛、消渴，及痰在经络四肢，非此不迭。粥熟后加入。《本草补遗》曰：竹沥清痰，非助姜汁不能行。

❀ 鹿肉粥

《慈山参入》：关东有风干鹿肉条，酒微煮，碎切做粥，极香美，补中益气力，强五脏。《寿世青编》曰：鹿肉不补，反痿人阳。**按：**《别录》指茸能痿阳，盖因阳气上升之故。

❀ 淡菜粥

《行厨记要》：止泄泻，补肾。**按：**兼治劳伤，精血衰少，吐血、肠鸣、腰痛。又治瘿，与海藻同功。《刊石药验》曰：与萝葡或紫苏、冬瓜，入米同煮，最益老人，酌宜用之。

参考粥谱
淡菜粥

扫一扫看视频

❀ 鸭汁粥

《食医心镜》：治水病垂死，青头鸭和五味煮粥。**按：**兼补虚除热，利水道，止热痢。《禽经》曰：白者良，黑者毒；老者良，嫩者毒。野鸭尤益病人。忌同胡桃、木耳、豆豉食。

参考粥谱
干贝鸭肉粥

扫一扫看视频

❀ 鸡汁粥

《食医心镜》：治狂疾，用白雄鸡。又《奉亲养老书》云：治脚气，用乌骨雄鸡。**按：**兼补虚养血。巽为风为鸡，风病忌食。陶弘景《真诰》曰：养白雄鸡可辟邪，野鸡不益人。

参考粥谱
党参枸杞乌鸡粥

扫一扫看视频

❀ 白鲞粥

《遵生八笺》：开胃悦脾，**按：**兼消食，止暴痢腹胀。《尔雅翼》曰：诸鱼干者皆为鲞，不及石首鱼，故独得白名。《吴地志》曰：鲞字从美下鱼，从养者非。煮粥加姜豉。

❀ 海参粥

《行厨记要》：治痿，温下元。**按：**滋肾补阴。《南闽记闻》言捕取法：令女人裸体入水，即争逐而来，其性淫也。色黑入肾，亦从其类。先煮烂细切入米，加五味。

参考粥谱
小米海参粥

扫一扫看视频

下品三十七

❀ 酸枣仁粥

《圣惠方》：治骨蒸不眠。水研滤汁，煮粥候熟，加地黄汁再煮。**按：**兼治心烦，安五脏，补中益肝气。《刊石药验》云：多睡生用，便不得眠，炒熟用，疗不眠。

参考粥谱
酸枣仁粥

扫一扫看视频

❀ 肉苁蓉粥

陶隐居《药性论》：治劳伤、精败、面黑。先煮烂，加羊肉汁和米煮。**按：**兼壮阳，润五脏，暖腰膝，助命门相火，凡不足者，以此补之。酒浸，刷去浮甲，蒸透用。

参考粥谱
薏米核桃粥

扫一扫看视频

❀ 车前子粥

《肘后方》：治老人淋病，绵裹入粥煮。**按：**兼除湿，利小便明目，亦疗赤痛，去暑湿，止泻痢。《服食经》云：车前一名地衣，雷之精也，久服身轻，其叶可为蔬。

参考粥谱
车前子玉米粥

扫一扫看视频

❀ 牛蒡根粥

《奉亲养老书》：治中风口目不动，心烦闷。用根曝干，作粉入粥，加葱椒五味。**按：**兼除五脏恶气，通十二经脉。冬月采根，并可作菹，甚美。

参考粥谱
鸡肉牛蒡粥

扫一扫看视频

❀ 郁李仁粥

《独行方》：治脚气肿，心腹满，二便不通，气喘急。水研绞汁，加薏苡仁入米煮。**按：**兼治肠中结气，泄五脏膀胱急痛。去皮，生蜜浸一宿，漉出用。

❀ 榆皮粥

《备急方》：治身体暴肿，同米煮食，小便利立愈。**按：**兼利关节，疗邪热，治不眠。初生荚仁，作糜食尤易睡。嵇康《养生论》谓：榆令人瞑也。捣皮为末，可和菜菹食。

❀ 大麻仁粥

《肘后方》：治大便不通。又《食医心镜》云：治风水腹大，腰脐重病，五淋涩痛。又《食疗本草》云：去五脏风，润肺。**按：**麻仁润燥之功居多，去壳煎汁煮粥。

❀ 麦门冬粥

《南阳活人书》：治劳气欲绝，和大枣、竹叶、炙草煮粥。又《寿世青编》：治嗽及反胃。**按：**兼治客热、口干、心烦。《本草衍义》曰：其性专泄不专收，气弱胃寒者禁服。

❖ 桑白皮粥

《三因方》：治消渴。糯谷炒拆白花同煮。又《肘后方》治同。**按**：兼治咳嗽、吐血，调中下气。采东畔嫩根，刮去皮，勿去涎，炙黄用，其根出土者有大毒。

❖ 地黄粥

《曜仙神隐》书：利血生精，候粥熟再加酥蜜。**按**：兼凉血生血，补肾真阴。生用寒，炙熟用微温，煮粥宜鲜者，忌铜铁器。吴昊《山居录》云：叶可做菜，甚益人。

❖ 吴茱萸粥

《寿世青编》：治寒冷、心痛、腹胀。又《千金翼》云：酒煮茱萸治同。此加米煮，检开口者，洗数次用。**按**：兼除湿、逐风、止痢。周处《风土记》：九日以茱萸插头，可辟恶。

❖ 白石英粥

《千金翼方》：服石英法，捶碎水浸澄清，每早取水煮粥，轻身延年。**按**：兼治肺痿、湿痹、疸黄，实大肠。《本草衍义》曰：攻疾可暂用，未闻久服之益。

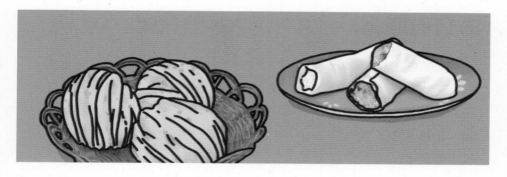

❁ 常山粥

《肘后方》：治老年久疟。秫米同煮，未发时服。**按：**兼治水胀，胸中痰结，截疟乃其专长。性暴悍，能发吐。甘草末拌蒸数次，然后同米煮，化峻厉为和平也。

❁ 慈石粥

《奉亲养老书》：治老人耳聋，捶末绵裹，加猪肾煮粥。《养老书》又方：同白石英水浸露地，每日取水作粥，气力强健，颜如童子。**按：**兼治周痹风湿，通关节，明目。

❁ 紫石英粥

《备急方》：治虚劳惊悸。打如豆，以水煮取汁作粥。**按：**兼治上气，心腹痛，咳逆邪气，久服温中。盖上能镇心，重以去怯也；下能益肝，湿以去枯也。

❁ 滑石粥

《圣惠方》：治膈上烦热，滑石煎水，入米同煮。**按：**兼利小便，荡胸中积聚，疗黄疸、石淋、水肿。《炮炙论》曰：凡用研粉，牡丹皮同煮半日，水淘曝干用。

❧ 白石脂粥

《子母秘录》：治水痢不止。研粉和粥，空心服。**按：** 石脂有五种，主治不相远，涩大肠，止痢居多。此方本治小儿弱不胜药者，老年气体虚羸，亦宜之。

❧ 葱白粥

《小品方》：治发热头痛，连须和米煮，加醋少许，取汗愈。又《纲目》方：发汗解肌，加豉。**按：** 兼安中，开骨节，杀百药毒，用胡葱良，不可同蜜食，壅气害人。

❧ 莱菔粥

《图经本草》：治消渴，生捣汁煮粥。又《纲目》方：宽中下气。**按：** 兼消食、去痰、止咳、治痢，制面毒。皮有紫、白二色，生沙壤者大而甘，生瘠地者小而辣，治同。

参考粥谱
鱼肉萝卜粥

扫一扫看视频

❧ 菠菜粥

《纲目》方：和中润燥。**按：** 兼解酒毒，下气止渴，根尤良，其味甘滑。《儒门事亲》云：久病大便涩滞不通，及痔漏，宜常食之。《唐会要》云：尼波罗国献此菜，为能益食味也。

参考粥谱
鱼片菠菜粥

扫一扫看视频

❋ 莱菔子粥

　　《寿世青编》：治气喘。**按：**兼化食除胀，利大小便，止气痛。生能升，熟能降，升则散风寒，降则定喘咳。尤以治痰、治下痢，厚重有殊绩，水研滤汁加入粥。

参考粥谱
山楂莱菔子粥

扫一扫看视频

❋ 甜菜粥

　　《唐本草》：夏月煮粥食，解热，治热毒痢。又《纲目》方：益胃健脾。**按：**《学圃录》云：甜本作恭，一名"莙荙菜"，兼止血，疗时行壮热，诸菜性俱滑，以为健脾，恐无验。

❋ 芥菜粥

　　《纲目》：豁痰辟恶。**按：**兼温中止嗽，开利九窍。其性辛热，而散耗人真元。《别录》谓：能明目，暂时之快也。叶大者良，细叶有毛者损人。

参考粥谱
芥菜黄豆粥

扫一扫看视频

❋ 韭叶粥

　　《食医心镜》：治水痢。又《纲目》方：温中暖下。**按：**兼补虚壮阳，治腹痛。茎名韭白，根名韭黄。《礼记》谓：韭为丰本，言美在根，乃茎之未出土者。治病用叶。

参考粥谱
韭菜鲜虾粥

扫一扫看视频

❀ 秃菜根粥

『

《全生集》：治白浊，用根煎汤煮粥。**按：**《本草》不载，其叶细皱，似地黄叶，俗名牛舌头草，即"野甜菜"。味微涩，性寒解热毒，兼治癣。《鬼遗方》云：捣汁熬膏药贴之。

』

❀ 韭子粥

『

《千金翼》：治梦泄遗尿。**按：**兼暖腰膝，治鬼交甚效。补肝及命门，疗小便频数。韭乃肝之菜，入足厥阴经，肝主泄，肾主闭，止泻精尤为要品。

』

❀ 苋菜粥

『

《奉亲养老书》：治下痢，苋菜煮粥食，立效。**按：**《学圃录》云：苋类甚多，常有者白、紫、赤三种，白者除寒热，紫者治气痢，赤者治血痢，并利大小肠，治痢初起为宜。

』

❀ 鹿肾粥

『

《日华本草》：补中安五脏，壮阳气。又《圣惠方》云：治耳聋，俱作粥。**按：**肾俗名"腰子"，兼补一切虚损。麋类鹿，补阳宜鹿，补阴宜麋。《灵苑记》有鹿补阴麋补阳之说，非。

』

参考粥谱
银鱼苋菜粥

扫一扫看视频

❀ 羊肾粥

『　　《饮膳正要》：治阳气衰败，腰脚痛。加葱白、枸杞叶，同五味煮汁，再和米煮。又《食疗心镜》云：治肾虚精竭，加豉汁五味煮。**按：**兼治耳聋脚气，方书每用为肾经引导。』

❀ 猪肚粥

『　　《食医心镜》：治消渴饮水，用雄猪肚，煮取浓汁。加豉作粥。**按：**兼补虚损止暴痢，消积聚。《图经本草》曰：四季月宜食之。猪水畜而胃属土，用之以胃治胃也。』

扫一扫看视频

参考粥谱
胡椒猪肚砂锅粥

❀ 猪髓粥

『　　《慈山参入》：**按：**《养老书》曰：猪肾粥加葱，治脚气。《肘后方》曰：猪肝粥加绿豆，治溲涩，皆罕补益。肉尤动风，煮粥无补。《丹溪心法》曰：用脊髓治虚损补阴，兼填骨髓，入粥佳。』

❀ 羊肝粥

『　　《多能鄙事》：治目不能远视。羊肝碎切，加韭子炒研，煎汁下米煮。**按：**兼治肝风虚热、目赤，及病后失明。羊肝能明目，他肝则否，青羊肝尤验。』

❀ 羊肉粥

《饮膳正要》：治骨蒸久冷，山药蒸熟，研如泥，同肉下米作粥。**按：** 兼补中益气，开胃健脾。壮阳滋肾，疗寒疝。杏仁同煮则易糜，胡桃同煮则不燥。铜器煮损阳。

❀ 羊脊骨粥

《千金·食治》：治老人胃弱，以骨捶碎，煎取汁。入青粱米煮。**按：** 兼治寒中羸瘦，止痢补肾，疗腰痛。脊骨通督脉。用以治肾，尤有效。

❀ 犬肉粥

《食疗心镜》：治水汽鼓胀，和米烂煮，空腹食。**按：** 兼安五脏，补绝伤，益阳事，厚肠胃，填精髓，暖腰膝，黄狗肉尤补益虚劳。不可去血，去血则力减，不益人。

❀ 鲤鱼粥

《寿域神方》：治反胃。童便浸一宿，炮焦煮粥。又《食医心镜》方：治咳嗽气喘，用糯米。**按：** 兼治水肿黄疸，利小便。诸鱼唯此为佳，风起能飞越，故又动风，风病忌食。

参考粥谱
豆豉鲤鱼粥

扫一扫看视频

❀ 麻雀粥

《食治通说》：治老人羸瘦，阳气乏弱。麻雀炒熟，酒略煮，加葱和米做粥。**按：** 兼缩小便，暖腰膝，益精髓。《食疗本草》曰：冬三月食之，起阳道。李时珍曰：性淫也。

曹庭栋先生的文末叮咛

以上粥品配方，分为上下中三品，共一百种。调理身体、治疗疾病，都是老年人需要的，但是不要轻易地使用攻补类的粥方。古人有食疗、食治、食医的方法，以及《服食经》《饮膳正要》等书籍，都是避开峻厉追求平和的。治病强调谨慎，调养身体也要加以分辨再使用。例如李绛《手集方》中有人参粥，毋庸置疑，十分大补元气，但是价格与珠宝无异，不能只为平时吃饱就轻易使用。听起来功效大却不实用的粥方，我便没有摘取。除此之外，气味恶劣、难以选购食材的粥方我也没有摘取。如果它们广泛被采用，又没有实用之处，摘取有什么用呢。我这里撰写的粥谱，大多凭自己的经验和想法做选择，再加上这本书的前四卷，已经足够让老年人得以颐养了。我的衰老是自然衰老，所以也是依赖自然的养老之道。如果被传述时有涉及我的方法，我相信还是小有用处的。当然，如果有荒谬愚昧的地方，我也会接受批评的。

是岁季冬月之三日　慈山居士又书于尾

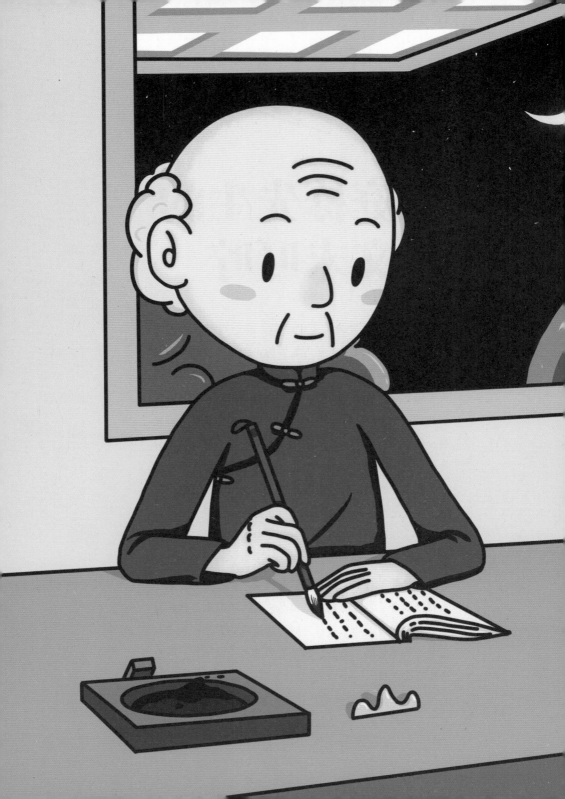